依存から抜け出すための
マインドフルネス
ワークブック

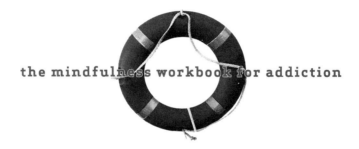

the mindfulness workbook for addiction

レベッカ・ウィリアムズ／ジュリー・クラフト=著
樋口 進=監訳
久里浜医療センターマインドフルネスチーム=訳

日本評論社

The mindfulness workbook for addiction

a guide to coping with the grief, stress, and anger that trigger addictive behaviors

by
Rebecca E. Williams and Julie S. Kraft

Copyright © 2012 by Rebecca E. Williams and Julie S. Kraft MA

Japanese translation rights arranged with NEW HARBINGER PUBLICATIONS INC.
through Japan UNI Agency, Inc.

Foreword

訳者まえがき

　マインドフルネスは、東洋の伝統的な瞑想技法をもとに、宗教色を排除して、ジョン・カバットジン博士により心理療法として体系化されました。そして近年、さまざまなメンタルヘルスの問題に応用されるようになりました。

　今までの認知行動療法は、自動思考である「認知の歪み」を修正するものでしたが、マインドフルネスでは「認知の歪み」を修正するのではなく、たとえば自分の感情や思考に気づき、それらと距離をとり、反応しない態度を実践することで、不快な感情に巻き込まれることを防いでいきます。マインドフルネスは第三世代の認知行動療法と呼ばれることもありますが、従来の認知行動療法とマインドフルネスを比べてどちらがよいというものではありません。状況に応じて、どちらも活用できるということは、とても有益であると思います。

　このワークブックの翻訳では、原著の addiction（アディクション）という言葉に対し、「嗜癖」ではなく、みなさんがなじみやすいよう「依存」という訳語をあてています。依存にまつわる「情動」「思考」「行動」について学び、依存行動の原因となっている「情動のごまかし」や「喪失」などにとくに焦点を当て、これらの関係性について考えていきます。そして、喪失から癒され、依存から回復し、健康的な生活を維持していくことに取り組みます。

　仕事や人間関係などにおけるさまざまな喪失の結果、依存行動に走り、それが新たな喪失を生み、現実から逃避し、ますます依存行動にふける……といった悪循環に陥ることもあるでしょう。ストレス、不安、憂うつ、怒りなどをきっかけに、依存行動が悪化することもあるかもしれません。もしかしたら、今は、これらの問題に気づいていないかもしれません。このワークブックでは、みなさんが自分の情動、思考、行動に気づき、喪失や依存行動の引き金に対処するために、マインドフルネスを学び、練習し、実践していきます。

　依存から回復し、健康的な生活を維持するための一つの道しるべとして、このワークブックがみなさんのお役に立つことを願っています。

久里浜医療センターマインドフルネスチーム

目次

訳者まえがき　3

イントロダクション　11

始めよう！／この本はどんな人に役立つか／このワークブックの使用方法

パート1 ｜ 主要な考え方とスキルを知る

第 1 章 ｜ **情動**　17

「無感情」契約書／喪失と情動／情動についての誤った信念を解明する／情動をごまかす／自分の感情に気づく／結論

第 2 章 ｜ **思考**　39

思考と情動はどのように結びついているのか／常習犯的な思考／あなたの思考はなぜあなたを誤らせるのか？／根拠を考える／邪魔する思考／結論

第 3 章 ｜ **行動**　59

弾をよける幽霊／自己成就予言（必ず当たる予言）／反対の選択／価値観／反対の選択について、さらに学ぶ／結論

第 4 章 ｜ **マインドフルネス**　79

決めつけずに心を観察する／架空のライオン／マインドフルネスの実践／呼吸の仕方／徹底的な受容（ラジカルアクセプタンス）／平安の祈り／戦うか、逃げるか、それともFLOAT するか／結論

パート2 ｜ 喪失を見つめる

第 5 章 ｜ **喪失**　99

「喪失」とは何か／なぜ古い喪失を見つめるのか／喪失を見る／喪失の影響を探索する／複数の喪失を結びつける／結論

第6章 | **依存** 117

依存とは何か／依存行動のタイムラインを明らかにする／他の依存への切り替わり／
健康の探求／結論

第7章 | **依存と喪失のつながり** 135

喪失-依存サイクル／依存と喪失タイムライン／喪失記念日／結論

パート3 | 前進する

第8章 | **マインドフルな悲嘆** 151

喪失後の対処／何もうまくいかない？／「徹底的な受容」についてもう一度／個人のレ
ジリエンス／悲嘆を悼む／行動についてのレジリエンス／結論

第9章 | **人間関係** 165

基本的なコミュニケーションスキル／不健全な人間関係を特定する／壊れた人間関係
を癒す／健全な社会支援システムを作る／社会的な居心地の悪さをうまく処理する／
結論

第10章 | **回復、再発予防、そしてその先に** 197

栄養／睡眠／運動／仕事／楽しむこと／結論

参考文献 218

エクササイズ一覧

第1章
1.1 日常についての質問　21
1.2 情動についての誤った信念を特定する　24
1.3 情動をごまかす方法　28
1.4 情動をごまかすことの結果　30
1.5 自分の感情について学ぶ　33
1.6 どんなふうに感じますか？　35
1.7 情動を生活状況に結びつける　35

第2章
2.1 常習犯的な思考の見極め　44
2.2 常習犯的な思考はどこからくるのか？　46
2.3 「根拠を考える」ワークシート　50

第3章　行動
3.1 自分の行動を振り返る　62
3.2 反対の選択をする練習　66
3.3 誕生日のお祝い　68
3.4 あなたの価値観を明らかにする　69
3.5 価値観を振り返る　72
3.6 価値観に基づいて選択する　74

第4章
4.1 あなたの心を観察しましょう　80
4.2 空間を想像する　83
4.3 対象を注意深く観察する　83
4.4 音を数える　84
4.5 注目し、魅了される　85
4.6 身体のなかへ　86
4.7 あるがままに　89
4.8 FLOAT ワークシート　93

第5章
5.1 喪失チェックリスト　103
5.2 喪失を特定する　106
5.3 あなたの喪失はどのくらい解決されているか　108
5.4 喪失の影響ワークシート　111
5.5 あなたの喪失に対する反応　112

第6章

6.1 依存特定ワークシート——アルコール、薬物、カフェイン　119
6.2 依存兆候チェックリスト——アルコールまたは薬物　122
6.3 依存特定ワークシート——問題行動について　124
6.4 依存兆候チェックリスト——問題行動について　125
6.5 依存行動のタイムライン　127
6.6 健康のための覚書　133

第7章

7.1 依存と喪失タイムライン作成　139
7.2 依存と喪失タイムラインの振り返り　140
7.3 喪失記念日カレンダー　143
7.4 「特定の引き金」のためのワークシート　145

第8章

8.1 観察者になる　153
8.2 無視 対 受容　154
8.3 小川を流れる葉　155
8.4 あなた自身への贈り物　157
8.5 個人のレジリエンスクイズ　158
8.6 「穏やかさに抗う戦士」になるな　160
8.7 言葉とともに歩く　161
8.8 行動のなかのレジリエンス　162

第9章

9.1 一般的な社交上の問題リスト　166
9.2 「私は」発言を練習する　168
9.3 聞くスキルを実践する　171
9.4 人間関係の特徴　176
9.5 健全な人間関係と不健全な人間関係を特定する　178
9.6 招待状　180
9.7 「健全な会話」のフォーマット　184
9.8 中止(断酒断薬)同意の誓い　188
9.9 思考を追跡する　193

第10章

10.1 食事日記　199
10.2 睡眠改善ワークシート　203
10.3 睡眠日記　204
10.4 運動日記　206
10.5 恩恵としての仕事　209
10.6 楽しむ活動リスト　211

Introduction

イントロダクション

　トニーとカルメンは「その出来事」が起きる前、19年間を夫婦として過ごしてきた。つらいこともあったが、平穏に暮らしていた。最初の子どもの流産、カルメンの乳がんの疑い、数年前トニーに無職の時期があったこと、そうした人生の難局をなんとか乗り越えてきた。しかし、昨年、息子のエージェーが17歳という若さで交通事故により亡くなってしまい、事態は一変した。

　突然、一家に暗雲がたちこめた。それはトニーとカルメン、そして12歳の娘ティナを霧のように覆った。トニーとカルメンはどうすることもできなかった。彼らは、娘のティナが答えを必要としていることはわかっていたが、「その出来事」について話し合うことをしなかった。ティナは次第に友だちの家に入りびたり、宿題をするために遅くまで学校に残り、家から距離をおくようになった。それはゴメス家が何かに感染したかのようだった。時間がいたずらに過ぎていった。事態はどんどん悪い方向に向かっているように思われた。

　トニーは日中の多くを寝て過ごし、仕事を休んだり遅刻したりするようになった。上司も気がつき始めていた。トニーはもともと酒飲みだった。海軍にいた頃にはとくによく飲んでいたが、その時にどんなふうだったか、思い出すことができなかった。彼自身、酒が手放せない自分にだんだん気づき始めた。彼は決して満足を感じることができなかった。トニーはかゆみやストレスから仕事が嫌になり、苦痛を和らげるため昼食時に少しでも酒がないと、正気を保てなくなった。夜になると、彼はテレビの前で記憶を失くすほど泥酔した。その時が唯一、物事がいつも通りだと彼が装える時間であり、鋭いタイヤの音や、父親に笑いかけるエージェーの仕草を考えずに済む時間だった。

　家族を襲った悲劇は妻であるカルメンも変えてしまった。彼女は、リビングルームの小さなオフィスで、パソコンにくぎづけになる時間が増えていった。衣服や靴、小物の販売サイトに夢中になった。以前の彼女はそんな浪費家ではなかった。彼女は、誰にも迷惑をかけていないし、傷ついた自分にはこういう素敵な物が必要なのだと自分自身に言いきかせた。しかし一方で、彼女は自分の行動がお

かしくなっていることに気づいていた。溜まりに溜まったクレジット払いの請求
書をトニーに内緒にするためなら手間を惜しまなかった。また、届いた品物を開
けもせずに客間のクローゼットに押し込んだままにすることもあった。彼女のな
かには不眠になるほどの何か不安な気持ちが芽生えていた。彼女はベッドから這
い出てこっそりネットショッピングをするようになった。もはやネットショッピ
ングだけが心の安らぎになっていた。

　トニーとカルメンは二人とも不安定になっており、恐怖でいっぱいだった。地
面が足下から崩れていくように感じた。しかし、息子が死んで以来、ほんのわず
かな安らぎを彼らに与えてくれる依存行動を、どうやってやめさせられるだろう
か？　感情をコントロールする何かなしで、彼らはどうやったらその喪失に際し
て耐えることができるだろうか？

　ティナのスクールカウンセラーは、両親を学校に呼んだ。それは、スクールカ
ウンセラーが書いた短いストーリーについて話し合うためであった。そこには、
ティナが心のなかでいかに空虚さや怯えを抱えているか、そして、今や両親がい
かに取り乱していてよそよそしいかということが語られていた。両親がお金のこ
とで夕食も忘れて喧嘩をしていること、家のなかをゾンビのように動いているこ
とも書かれていた。それは、依存がどんなものであるかということ、そして、そ
れにより家庭が崩壊した様子を物語っていた。スクールカウンセラーは、トニー
とカルメンにこのワークブックを提案した。恐れと動揺、無力感を抱きながら、
彼らは黙って書店に車を走らせ、2冊のワークブックと2冊のノート、それに新
しいペンを1箱買い求めた。

始めよう！

　トニーやカルメンのように、あなたは、自分の依存行動が、自分を混乱させ、
圧倒し、コントロールしさえすると感じたかもしれません。あなたがこの本に取
り組み始め、回復に向けて動き出したことを祝福します。自分の望む生活をあな
たが心から取り戻したいのなら、それは可能なことなのです。依存から回復する
方法は存在します。あなたはその第一歩を踏み出したのです！

　各章の終わりに「ゴメス一家の場合」というセクションがあります。そこであ
なたは、新しく学んでいくスキルや考え方を用いて行うそれぞれの取り組みにつ
いて、トニーとカルメンの様子を見ることができます。一緒に進んでいく過程で、
あなたは彼らが経験する回復を目にすることができるでしょう。

イントロダクション | 013

この本はどんな人に役立つか

このワークブックは、依存行動に悩んでいる方に最適です。「依存行動」とは、自分自身を傷つけ、やめたいと思っているのにやめられない行動のことです。あなたが回復のスタート地点にいるか、すでに長期的な回復の途上にあり、社会的・情動的な世界を回復させることを望み、また再発を防ぎたいと望んでいるなら、このワークブックはあなたの役に立つでしょう。

このワークブックは、長期的な健康と回復の助けとなるように作られています。それは、現在ある症状の改善に取り組むだけでなく、その原因にも取り組むということです。あなたは自分の考え方や感じ方、振る舞いのパターンを知ることになります。また、「喪失」（失ったもの・こと）がどんなものであるかを考えることにもなります。「喪失」とは、人生のなかで起こった、あなたに大きな衝撃を与え、強烈な情動に導く出来事、そして依存行動にあなたを駆り立てるような出来事です。この本に載っているエクササイズは、自分の「喪失」が何であるかを知ること、そしてその喪失から回復する過程を通して、あなたをゴールに導くでしょう。

このワークブックにおける学習のゴールは……

■ 依存行動をやめる、もしくは減らす
■ 健全な対処スキルを獲得する
■ 依存の背景にある原因について考え、それが最も問題となっている場所（根本）からの回復を促進する
■ 関係性の改善と長期の情動的な成長に役立つ、ポジティブな対人関係、肯定的な自己認識、コミュニケーションスキルを獲得する
■ 望ましい生活につながる、実践的で簡単なエクササイズや活動を学ぶ

このワークブックの使用方法

このワークブックには、役に立つ情報や、新しい考え方を知るケーススタディ、そして、人生を変えるためのツールを提供するエクササイズが満載されています。これらのツールを使いこなせるようになる最良の方法は、それを使うことです！

健康雑誌をいくらたくさん読んでも役に立たなかったのではありませんか？自分自身のために行動を起こし、このワークブックを活用すべきです。そのことを念頭に以下のように取り組めば、あなたはこのワークブックの恩恵を最大限に

受けられるでしょう。

■ 1章ずつ順番にこの本を学んでください。各章は意図をもって並べられており、段階的に学べるようになっています。
■ ワークシートを完成させ、エクササイズを実行しましょう。
■ 日記をつけましょう。日記は学んでいることを振り返ったり、回復の行程を進むなかで自分が何を感じるかを探究したりするのにとても役立ちます。ワークブックには「質問」の答えを書くスペースがあります。本書を読み進めながら、これを書き続けることを強くお勧めします。
■ 治療者やカウンセラーにアドバイスをもらいながら進めるのも有効です。このワークブックは一人で学習することができるように作成されており、その方法でも結果を得ることができます。しかし、専門家の意見を聞くことでより高いレベルの知識が得られるでしょう。

　回復を信じ努力し続けることで回復の道が開けます。やるもやらぬもあなた次第です。そして、あなたにはそれができるのです！　あなたは依存から抜け出し、平穏へと至る道を歩み始めたのです。さあ、始めましょう！

Part.1

パート1

主要な
考え方と
スキルを知る

Getting to Know
the Main Concepts
and Skills

Capter 1 Emotions

第1章
情動

我々の過去にあるものも、未来にあるものも、
内なることに比べれば取るに足らないものである。
──オリバー・ウェンデル・ホームズ

　あなたはずいぶん前に、感情は安全ではないと教えられました。深い悲しみ、激しい怒り、欲求不満、ストレス、孤独そして罪悪感などは敵であると学んできました。それらが強力な力をもっていると信じるようになったかもしれません。あなたを完全に圧倒する力、あるいは、あなたに自分の愛するものをすべて破壊させてしまうような力です。これらの感情は、あなたを為すすべもないほど圧倒し、自分らしい生き方ができないようにする力をもっているように思えるかもしれません。また、一度そうした感情にとらわれると、自分にできるかもしれないことが何か、わからなくなるでしょう。おそらく、何も感じない方法を見つけ出さないことには問題のない状態でいることはできないと、あなたは学んだのでしょう。

　だから当然のことながら、あなたは解決策を探そうとしたのです。内面に湧き上がってこようとする感情に対してカウンターパンチを出そうと常に身構えている、シャドーボクシングのような人生を送ってきたのかもしれません。あるいは、感情に対してそれ以外の対処をしてきたのかもしれません──飲酒、薬物、大量のアイスクリームなど。

　それはあなたが、自分自身とちょっとした契約を結んだようなものかもしれません。

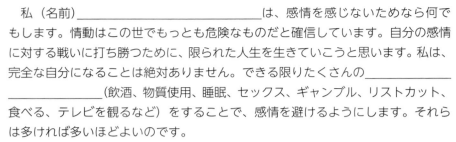

　私（名前）＿＿＿＿＿＿＿＿＿＿＿＿＿＿＿＿は、感情を感じないためなら何でもします。情動はこの世でもっとも危険なものだと確信しています。自分の感情に対する戦いに打ち勝つために、限られた人生を生きていこうと思います。私は、完全な自分になることは絶対ありません。できる限りたくさんの＿＿＿＿＿＿＿＿＿＿＿＿＿＿（飲酒、物質使用、睡眠、セックス、ギャンブル、リストカット、食べる、テレビを観るなど）をすることで、感情を避けるようにします。それらは多ければ多いほどよいのです。
　自分の感情を感じることは、私をくたくたにさせます。だから、感情をあるがままにするよりも、自分の人生のほとんどをあきらめます。

「無感情」契約書

　この契約書に署名することは、依存と取り引きをすることです。あなたは宣言します。

- ■ 依存が私を支配し、コントロールし、人生を左右してもかまいません。
- ■ 依存が私からすべてを奪い去ってもかまいません。
- ■ 自分の夢をあきらめます。
- ■ なりたい人間になることをあきらめます。
- ■ 本当の幸せ、本当の愛そして健康をあきらめます。
- ■ 依存が私を破壊してもかまいません。

　「私に何も感じさせないでください。約束してくれますね？」。なぜこんな契約をする人がいるのでしょうか。おそらく最初は、実際にどんなことに契約することになるのかよくわかっていなかったのでしょう。細かいところを読んでいなかったのかもしれません。依存行動の多くは、後になって引き起こされる恐ろしい結果や苦しみを最初からもたらすことはありません。ある依存者は、「問題になるずっと前は、依存は解決法だった」と述べています。あなたの依存行動も、おそらくあなたにとっての「解決法」として始まっていたのではないでしょうか。
　奇妙に思えるでしょうか？　あなたはこんなふうに考えるかもしれません——「いったいどうしたら依存が自分にとって問題の解決法になるんだろう。それが自分の失った人やものを取り戻してくれることはない。経済的問題を解決することは絶対にありえない。何かしてくれたとしたら、私の人間関係をさらに難しくしたことだ」。

[第1章] 情動　019

　たしかに飲酒、過食、薬物の使用あるいはその他の依存行動は、あなたが直面している問題を解決することはありません。人生は困難な時期、災難そして喪失で満ちており、あなたが酔っ払っている間にそれらのどれ一つとして消え失せることはありません。しかし、たしかなことは、あなたは自分の依存行動に伴う現実の問題に取り組もうとしていないということです。あなたが解決しようとしている問題は、あなたの情動なのです。あなたはそれから逃れ、隠れ、それを忘れ去る方法を見つけようとしています。あるいは何か別のものに置き換えてしまおうとしています。ある期間、依存はあなたにこういったことをさせてきたのです。それは感情の問題に対するその場しのぎの解決法です。

喪失と情動

　この本を通して、あなたは喪失について考えていくことになります。人生のなかで生じた喪失に目を向けることは、なぜ依存行動をするようになったかを理解する助けとなり、回復に向かうあなたの必死の取り組みにさらなる力を与えることでしょう。しかしなぜ、とりわけ喪失に注意を向けるのでしょう。喪失というものは、まさにその本質からして、情動を生じさせるからなのです。あなたが喪失を経験している時、あるいは人生を通じて過去の喪失に対処する時に、あなたは怒り、悲しみ、ストレスあるいは恐れを感じるでしょう。また無力感、寂しさ、あるいは裏切られた思いを抱くかもしれません。時折、解放された感じや突き放される感じをもったり、あるいは無感覚になることさえあるかもしれません。あなたはきっとすべての範囲の感情を経験します——一度に三つのこともあれば、一日のなかで 12 もの感情を経験することもあるでしょう。時には、感情は潮の流れのように打ち寄せ、あなたを後ろから押し倒すかもしれません。またある時は、あなたの気を引きたくてたまらず、何時間もあなたのかかとを嚙む犬のようかもしれません。身体のいたるところにむずがゆさを残すちっぽけなノミのようである場合もあるでしょう。

　この本の大きな目的の一つは、あなたが感情を受け止め、受け入れるのを助けることです。あなたの感情を変えなさいと言っているのではないことに注意してください。感情を変化させる、減らす、コントロールすること、あるいは避けようとすることは、あなたが止めようとしている依存行動につながります。この本をやり遂げることで、あなたは今までより怒りやストレス、痛み、絶望や恐れが小さくなったように感じるでしょう。これらの感情のなかには、消えてしまうものもあるかもしれません。しかし、一番大切なことは、うまくいくためには、感

情を変化させる必要はないということなのです。あなたはそのままで大丈夫なのです。

これは過激な考え方に聞こえるかもしれません。それは理解できます。この後で説明していきますが、感情について真実でないことをあなたはたくさん学んできたことでしょう。あなたはこれから、自分を迷わせる教えを捨て去ることにも取り組んでいきます。新しい考えを受け入れる柔軟性を保ってください。心を変えることは、あなたの人生を変えることです。

犬を抱きしめる

少し前に、あなたが経験しているであろう情動の一つのあり方を、かかとに嚙みついている犬を喩えとして示しました。あなたが人生のなかでどんなふうに情動に反応しているかさらに理解できるように、もう少しくわしく掘り下げていきましょう。

この犬に喩えてあなたの情動を示してみましょう。あなたがまったく引き取る気がない、みすぼらしい雑種の犬なのに、どういうわけかあなたの生活に住み着いてしまっています。このやっかいな生き物を追い払うために、あなたはあらゆることを試しました。なぜおまえは出ていかないんだ？　くる日もくる日も、仕事場の机の下にいたり、ズボンのすそを引っ張ったり、食料品店で飛びついてきたり、運転しようとしている時に気を散らせようとしたりします。いつもすぐ隣に座っています。においもひどいものです。同僚に引き取ってもらうように頼みましたが、すでに犬を何頭か飼っているのでと丁重に断られました。家の外に閉め出したり、ガレージに閉じ込めたりもしました。公園——ただの適当な公園ではなく、一つ先の街区の公園——に置き去りにしようとしたことさえあります。しかし、家に帰ると玄関口に座っているのです。その犬はそこに座って、あなたの帰りを待っています。

朝目覚めた時に「今日はあの犬に煩わされることはなさそうだ」と思うことがあっても、数時間後にはひょっこり現れて、浴室のドアの外でうるさく鳴いたり、昼休みにあなたを引っかいたりします。日々、あなたはどんどん欲求不満がたまり、「この犬を追い払うまでは地獄で暮らしているようなものだ」とますます確信するようになります。「もう一日たりとも我慢することはできない」と思うでしょう。「今すぐこの犬が私のもとから立ち去らなければ、狂ってしまうかもしれない」と。

あなたがその犬を**抱きしめる**ということは絶対にありません。結局、その犬は

ずっとそこに居座ります。好むと好まざるとにかかわらず、その犬はあなたの人生の一部です。あなたは彼を自分の人生に招き入れるつもりはないかもしれませんが、彼が立ち去らないのはたしかなことです。そんなことを受け止めることはできますか？　あなたはこの犬を受け入れられますか？

　さあ、深く息を吸って、ゆっくり息を吐き出し、そして、自分がこの犬に好意をもってじっと見つめているのを思い浮かべてください。彼は、他の何よりもあなたをイライラさせるでしょうが、実際はそんなにおっかなくはないでしょう。彼はとても愛情に飢えているようで、いつも必死に注意を引こうとします。仕方ないという気持ちが芽生えます。あなたは肩をすくめ、膝を折り、その犬を撫でてやります。

　すると、最も驚くべきことが起こります。その犬が落ち着いたのです。彼はあなたを甘噛みすることをやめ、ズボンのすそを引っ張ることをやめ、床に寝転びます。あなたはわけもわからぬまま、彼のお腹をしばし撫でてやり、そして小さなボウル一杯のえさを作ってやります。彼はそれを食べ、あなたのそばに座る場所を見つけて、身体を丸めて眠ってしまいます。

　こんなことが1ヵ月ほど続きます。その犬はいつもあなたのそばにいて、あなたを一人にすることはまったくありません。日に何度か、あなたは彼にえさをやり、愛情を示してやらなければなりません。そうしなければ、彼はまた以前のような状態に戻ってしまいます。彼は噛んだり、歯をむき出してうなったりして、あなたは腹を立てさせられるでしょう。しかし、彼が気づいてもらいたい時にあなたが気づいてやっている限り、彼はそんなにやっかいではありません。彼はいつもそこにいますが、それほど邪魔者ではありません——ただの生活の一部です。

　この犬と格闘して無駄にしていたすべての時間を考えてみてください。何日も、何週間も、あるいは何ヵ月も！　あなたはそれだけの時間とエネルギーを、自分の情動を追い払うために無駄にしていたのです。この犬のように、あなたの情動はそこにあります。それはあなたの人生の一部なのです。

エクササイズ 1.1　日常についての質問

1. 情動を、追い払いたいみすぼらしい犬に喩えることは、あなたにとってピンとくるものでしたか？
2. もしそうでなければ、ブレインストーミングの時間をとって、あなたが理解できるイメージを思い浮かべてみてください。そしてそれをできる

だけ詳細に書き出してみてください。想像力を発揮してください。情動に対しこれまでと異なる見方をすることは、あなたと情動との関係を変化させます。

3. もし犬の喩えがピンときたなら、あなたの犬はどんなふうですか？　それはチワワですか、グレートデーンですか、ピットブルテリアでしょうか？　あなたの関心を引こうとしている時、その犬はどれくらい攻撃的になりますか？

4. あなたがその犬を無視しようとした時、最もよく現れてくる場所はどこですか？　仕事をしている時、運転している時、食事をしている時でしょうか？　一人でいる時、あるいは他の人といる時ですか？　彼は夜中にあなたを起こしますか、また眠る妨げになることはありますか？

5. あなたは犬を抱きしめようとしたことはありますか？　彼に注意を向けた時、どんな結果になりましたか？

あなたの犬と依存

　最近の出来事であっても、いまだに向き合うことができない何年も前の出来事であっても、喪失を味わった後には、あなたは、相手にせざるをえない多数の犬と一緒にいることに気づくでしょう。あなたはそれらの感情を無視しようとするでしょうが、それらはさらに厚かましくあなたの注意を求めてきます。自然に湧き上がる情動を避けたり、無視しようとしたり、忘れようとしたりする時、あなたは束の間の安堵をもたらしてくれる行動をもっとすることでしょう。ギャンブル、飲酒、処方薬乱用、衝動的な性行為、そして過食といったことに慰めを求めるのです。こうした依存は、あなたに情動を無視させることで、一時の慰めを与えるでしょうが、長い目で見るとその結果はひどいことになります。時とともにあなたは依存にとらわれた状態に陥り、恐れ、嫌悪感、孤独あるいは無力感といった、さらにひどいネガティブな情動が押し寄せてくることになります。依存は、1匹の犬からオオカミの群れとなり、あなたの部屋の扉に向かって唸り声をあげるようになります。このような感情に立ち向かうことができないあなたは、依存している物事にさらに深く逃げ込んでいきます。そして徐々に、あなたは自分自身の人生から消え去っていくことでしょう。

　正しい道に戻る方法は、この犬を抱きしめるという、最も単純なことではないでしょうか？

[第1章] 情動　023

ジムの物語

ジムは 42 歳の時、脊髄を損傷し、車いすの生活を余儀なくされている。自由に移動することの喪失と、妻の多くの援助が突然必要になったことは、失望、弱さ、そして恐れといった感情を彼にもたらした。

子どもの頃、彼は 3 人のきょうだいの面倒をみさせられていた。というのも、彼の母親は薬物とアルコールを乱用していたからである。彼は母親に助けを求めないということを学んだ。助けを求めても、母親はジムを拒絶するか虐待するだけだったからである。

怪我をして以来、彼は妻から離れて過ごすようになった。彼はインターネットでポルノ動画を観るようになった。彼が抱いている苦痛や苦労を妻が目の当たりにするリスクにもかかわらず、コンピュータ画面に注意を向けることで彼の心は休まった。ジムのポルノ利用は急速に増えていき、最終的には毎日 6 時間を超えるまでになっていた。

困惑、拒絶、孤独を感じていた彼の妻は、夫婦カウンセリングに行くことを強く求めた。カウンセリングの場で、カウンセラーは、ニーズ、痛みそして恐れの感情に関するメッセージを解きほぐすことから始めた。それはジムが子どもの時に学んだものだった。

ジムは、自分のなかに感情が湧き起こるたびに、ポルノを観たいという衝動が生じることに気づいていった。それこそ彼が署名した「無感情」契約書であり、情動を避けるために、依存に人生を捧げることに同意するというものだった。このことに気づいたことで、ジムは、依存の囲いの外に出るための選択をするチャンスを得ることができた。

情動についての誤った信念を解明する

あなたやあなたの知り合いが、この本があなたに役立つのではないかと思っているとすれば、あなたの情動に対する「解決策」が問題になっているのでしょう。それは、気づくのが怖い、つらい、恥ずかしいことかもしれません。くじけないでください。依存から抜け出す方法はあります。あなたはその第一歩を踏み出しているのです。これから取り組むワークのなかで大事なことの一つは、あなたが情動にどのようにかかわっているのかということを理解し、それに関係するあらゆる有害な方法を変えるということです。

考えてみてください——何があなたに、依存のためにすべて投げ出すことを選択させたのでしょうか？　何かに依存することは解決策として機能しなくなった

024　**Part.1**　主要な考え方とスキルを知る

ばかりか、あなたの人生の大きな問題となっています。

　感情を避けるように差し向け、人生の損失に導いた、情動についての誤った信念について考えてみましょう。

エクササイズ 1.2　情動についての誤った信念を特定する

　ここにあなたを間違った方向に導く、いくつかの誤った信念があります。リストを見て、あなたに影響を与えているものがあるかどうか考えてみてください。なじみのあるものをチェックし、その他にも思いつくものがあれば付け加えてみましょう。

☐ 悲しみを感じてしまったら、私は一生悲しむようになってしまうだろう。

☐ 悲しくなってしまったら、気持ちが落ち込んで自殺を考えてしまうだろう。

☐ ここにあるよいものを失うのは耐えられない。今のうちに捨ててしまおう。

☐ 自分の感じていることを他人に伝えたら、ここぞとばかりにつけこまれるだろう。

☐ 自分が感じていることを他人に伝えたら、自分は弱い人間だと思われてしまうだろう。

☐ 気分の変動は何の前触れもなくやってくる。

☐ この気分・感情を感じるために時間を割くのは、生活の全体を止めてしまうことだ。

☐ 他の人はこんなふうに感じることはないだろう。おそらく自分には何か間違ったところがあるに違いない。

☐ こんなに感情的になるのは未熟な人間だけだ。

☐ 不安というのは自然な反応ではない。すぐに取り除かないといけない。

☐ よい人、強い人、健康的な人は、こんなふうに感じないはずだ。

☐ 私とは異なる感情的反応をする人がいるとしたら、私のほうが間違っているに違いない。

☐ この痛みを感じてしまったら、私は持ちこたえられないだろう。

☐ 強い人には怖いものなど何もない。

☐ 悪い気分になることは、ボロボロになるということ、あるいは完全にメチャメチャになるということ、あるいは自己憐憫に溺れるということだ。

☐ よい人は怒ることはない。

- ☐ 大人でいるということは、感情によって我を忘れるようなことがないということだ。私は理性的でなければならない。
- ☐ 私にもっと高い自己肯定感があれば、神経質になることはない。
- ☐ 情動があるということは、「ドラマのヒロイン」になるようなものだ。
- ☐ この情動を感じてしまったら、すべての自己コントロールを失ってしまうだろう。
- ☐ 怒り、傷つき、恐れのような情動は、破壊的で危険なものである。
- ☐ 感情は何もないところから現れる。
- ☐ こんなふうに考える自分は馬鹿げている。つべこべいわず我慢すべきである。
- ☐ その他：＿＿＿＿＿＿＿＿＿＿＿＿＿＿＿＿＿＿＿＿＿＿＿＿＿＿＿

さらにくわしく見てみよう

　これらの誤った信念について、もう少しくわしく探っていきましょう。

　「悲しみを感じてしまったら、私は一生悲しむようになってしまうだろう」。情動について特有のこの誤った信念は、おそらくその他のことに比べてずっと強い痛みを引き起こしてきたことでしょう。喪失は、すべての人の人生の一部です。喪失を免れる人は誰一人いません。実際に私たちのほとんどにとって、人生の物語のいたるところに喪失は存在しています。この点の詳細は本書の後段でしっかり見ていくことになりますが、まず、この「悲しみを感じることが一生続いてしまう」という誤った信念に取り組むことから始めてみましょう。

　あなたは、誰かがこんなふうに言うのを聞いたことがあるかもしれません。「でも、今、取り乱すことはできない。世話をしなければならない子どもがいるから」。それは真実かもしれませんが、喪失を体験する時間や場所をもつことが、取り乱すことにつながるという考えはどこからくるのでしょうか？　実は、あなたが自然な情動を押入れにしまい込もうとする時のほうが、取り乱しやすいのではないでしょうか。そしてその押入れの扉を閉め切っておこうとする時ほど、依存行動に手を伸ばす傾向が強いのではないでしょうか。

　終わりのない悲しみの状態に陥ってしまうという考えは、あなたが決して悲しもうとしないことで、いっそう強められてしまいます。それは、押入れのなかの感情がこっそり抜け出そうとするからです。やっかいな犬のことを思い出してください。感情は、あなたがそうするまで繰り返し、あなたを感情に向き合わせよ

うとします。

　　真実　悲しむことは、自然で健康な、大切な癒しの要素です。あなたが進んでそれを体験することで、悲しみは穏やかに過ぎていきます。

　「ここにあるよいものを失うのは耐えられない。今のうちに捨ててしまおう」。多くの人は、一番欲しいものを手に入れることができないという状況を作ってしまいます。いったい全体、人はなぜそのようなことをするのでしょう？　それは、愛するものを失うと感じることが耐えられないほど不安だからです。この単純な恐怖は、さらなる孤独へとつながり、人生の楽しみは徐々に小さくなっていきます。この信念に陥ってしまうと、そのことに気づくことさえなくなるかもしれません。実際にあなたは、玄関先に置かれた最上の贈り物を投げ捨ててしまったり、受け入れるのを拒んだりしてしまうでしょう——素敵な誰かとの素晴らしい関係、刺激のある仕事、待ち望んでいたお茶の時間といった自分のための一時でさえも。あなたは、それが一番よい方法だと思って、人生の最も大きな楽しみを避けようとします。あなたは、これらのよいことを失うのはつらすぎると思い込んでいるのです。

　　真実　あなたは自分の感情を受け入れることができます。喪失は人生の正常な一部分です。本当の悲劇は、人生の一部でもある喜びを、あなた自身が否定してしまうことです。

　「他の人はこんなふうに感じることはない。自分に間違っているところがあるに違いない。強い人は恐れを知らず、よい人は怒ったりしない」。こんなふうに考えることは、感情は不自然なものであるというメッセージを自分に届けています。情動を経験している自分には何かしら欠陥があると、あなたは思い込んでしまうのです。生きているということ、人間であるということは、すべての範囲の人間的情動を経験するということを意味しています。楽しい情動を少なく見積もろうとしたり、あるいはそれらの情動をもたないように望むことは何にもならず、不満を高め、自尊心を減らすことになってしまいます。

　　真実　情動は健康的で自然なものです。感じることをやめるという私たちの試みこそ不自然であり、不健康な依存行動につながるのです！

［第1章］情動 027

「感情は、何もないところから生じてくる」。この後で触れることになりますが、感情は、何もないところからは生じません。それは決して事実ではない作り話です。それでも、それはたしかに真実のように見えてしまうものです！ あなたにとっては、自分のことに気を揉んでいたら、これらの情動が悪者の一味のように時間を奪うために現れたという感じでしょう。気分はその時次第で揺れ、あなたはどうすることもできずにその振り子にしがみつき、必死にぶら下がっているようです。しかし本当は、あなたの感情はどこかから生じてきます——それは、あなたの心から生じてくるのです。この章を読み、さらに以降の章に進んでいくなかで、あなたは自分の心が何に依拠しているかに気づき観察することを学びます。あなたはすぐに自分の気分を見通し、情動の原因をたどることができるようになるでしょう。それによって、あなたは自分の経験を理解できるようになり、激しく予測不能な情動に乗っ取られたという感情を抱くことはないでしょう。

真実　情動は必ずある場所から生じてきます——あなたの心です。あなたは、思考、情動、そして行動を結びつけることを学ぶことができます。

あなたが身につけた感情についての誤った信念のことで、誰かを非難する必要はありません。あなたの両親、祖父母、きょうだいや近所の人たちも、まったく同じ嘘を教えられてきたのかもしれません。あなたの両親は感情があなたを弱くすると言ったかもしれませんが、それは彼らもまさに感情は人を傷つけると考えているからです。彼らは、感じないようにすることを教えるのが最善であると考えてきました。あるいは彼らは、怒りや激怒、悲しみ、孤独、不安のように扱いにくいものは排除して、「よい感情」だけをもつことを教えようとしたのかもしれません。あなたが感情についてのこれらのメッセージを信じていたこと、「無感情」契約書に署名して自分の人生を投げ出したことには何の不思議もありません。今ここで、それらの誤った信念を解き明かすのです。このことが、あなたの人生を取り戻す道のりの第一歩となります。

情動をごまかす

あなたが特定の情動を感じないようにしてきたやり方をよりよく理解することは有用です。その方法の一部はあなたの依存行動と関連しているでしょう。その他のものはまったく無害であるように見えるかもしれません。感情から隠れようと繰り返しその方法を用いる時にのみ、問題が生じるのです。ガレージにやっか

いな犬を閉じ込めることは、しばらくの間はうまくいくでしょうが、永続的な平
穏を得る唯一の方法は、彼を人生の一部として受け入れることだということを忘
れないでください。

エクササイズ 1.3　情動をごまかす方法

　感情をコントロールしたり逃れようとする方法について考えてみましょう。
情動をごまかすために、これらの方法を使ったことがありますか？　使った
ことのある方法にチェックを入れましょう。

☐ テレビを長時間観る
☐ タバコを長時間吸う
☐ 電話の電源を切る、友人から距離をとる
☐ 過剰な運動
☐ 過剰に食べる
☐ ギャンブルをする
☐ コントロールできないことについて繰り返し思い悩む
☐ 酒を飲む
☐ 薬物を使う
☐ 主治医の処方していない方法で薬を服用する
☐ リストカットその他の方法で自分を傷つける
☐ 会話を避けるために怒鳴り散らす
☐ 感じていることを偽る
☐ 仕事をさぼる
☐ 過剰に眠る
☐ ベッドで過ごす
☐ 過剰なほど誰かに文句を言う
☐ 誰かを責める
☐ 「我慢しろ」とか「大したことじゃない」と自分に言い聞かせる
☐ お金がない時に買い物をする
☐ その他：＿＿＿＿＿＿＿＿＿＿＿＿＿＿＿＿＿＿＿＿

次に、人が情動をごまかす方法や、それがどんな結果をもたらすかということ
を突きとめるのに役立つ事例を見てみましょう。

> **ジェリーの物語**　ジェリーは33歳で、建築業に従事している。高校時代の恋人
> と結婚していたことがあるが、口論の最中に彼が無謀運転をし、
> 大きな交通事故を起こした後、離婚している。ジェリーは3年前
> に現在の妻と結婚し、数ヵ月後に初めての子どもの出産を控えている。彼は最近、
> 職場で喧嘩になり、仕事と友人を失った。

ジェリーは、はっきりした目標を心に決めて治療にきた。「僕は時々怒り狂って
しまうんです」と彼は言う。「自分のなかで震えてくるんです。実際にものすごく
震えます。振戦でもあるみたいに。妻は僕のことを怖がっています」。彼は、対
面して座るカウンセラーから目をそむけ、代わりに壁を見つめている。「怒ること
を減らすようにしなければ」と彼は決意している。

ジェリーは自分の情動をなんとかコントロールしようと懸命に努力し、しばらく
の間、怒りをコントロールすることに「成功」したことを説明した。ジェリーにと
っての成功とは、妻に対して叫んだり、ののしったり、脅したりせず、何かを壊し
たり家財に損害を与えたりしないという意味だった。ジェリーは、これらのことを
二つの方法で成し遂げていた。一つは、できる限り妻を避けること。時にはまっ
たく話をしないこともあった。彼は不満を感じることは絶対にないようにしていた。
もう一つの方法は、毎月かなり大量のマリファナを吸うことだった。

治療におけるジェリーの取り組みから、怒ってしまうことが最大の恐怖である
ことが明らかになった。それを避けるためなら彼は何でもやった。彼の経験では、
怒りを感じることは、行動化、コントロールを失うことを意味していた。それは
端的に言って安全なことではない。怒りが彼にとって一番大切なもの――妻との
関係――を破壊してしまうことは、彼にもよくわかっていた。「もしこんなことが
続いたら、彼女は出ていってしまうと思います」と彼は言う。「落ち着いている
ためには、草（マリファナ）を吸うしかないんです。医療用マリファナの受給証を
取得することを考えています。何も感じなくなったとしても、そのほうがいいんです」。

怒りの代わりにマリファナを吸って何も感じなくならなければならないという
ジェリーの言葉は、本当は何を意味しているのでしょう？　彼はいつも感情に耳
を傾けていたというメッセージを繰り返しています。ジェリーには、自分の感情
に跪くか、感情をまったく感じないことに成功する道を見つけるか、いずれかの
選択肢しかありません。

030 **Part.1** 主要な考え方とスキルを知る

　それが何であれ、人生は情動をもたらすものであることを忘れないでください。望むと望まざるとにかかわらず、人生には、楽しみ、喜びとともに、痛みや苦しみも含まれているのです。これらの感情や経験から逃れること、あるいは無視したりコントロールしようとしたりすることは、長い目で見ると、単に痛みや苦悩を増やすだけです。情動をごまかそうとしたジェリーの試みは、長期的には失敗に至るしかありません。その理由は単純です。それは、彼の試みの目的が、感情を受け入れ、折り合いをつけることではなく、感情を取り除くことだったからです。ジェリーは自分の欲求不満に気づくことを学んだことで、それを手引きとして活用できるようになり、もっと穏やかな方法で、自分を悩ませるものに対処するようになりました。

エクササイズ 1.4　　**情動をごまかすことの結果**

　さて、今度は今まであなたが情動をごまかしてきた方法と、それらの方法がどんな結果に結びついたのかにじっくり目を向ける番です。

　情動をごまかす方法のリストを振り返り（一つ前のエクササイズを参照）、あなたが自分の人生でどれを使っていたか、考えてみてください。いくつかの方法を用いてきたのではないかと思いますが、ここでは、そのなかでもっともよく使っていたものを五つ選んでみてください。

　ノートに五つの方法をそれぞれ書き出し、その後、その方法を用いた結果について、思いつくことを書いてください。好きな情動ごまかし法から始めてください。最初にジェリーの例を参考にして考えてみましょう。

【ジェリーの情動ごまかし法と結果】
情動ごまかし法：マリファナを吸う、難しい会話を避ける、妻を避ける（情動の引き金として認識している）
結果：金銭の損失（薬物の浪費）、薬物検査のために特定の仕事に応募しない、社会的活動参加の意欲低下、妻との隔たり、彼女との関係性の喪失、子どもに対してよき父親ではないという恐れ

【あなたの情動ごまかし法と結果】
1.　情動ごまかし法：＿＿＿＿＿＿＿＿＿＿＿＿＿＿＿＿＿＿＿＿＿＿＿

起こり得る結果：＿＿＿＿＿＿＿＿＿＿＿＿＿＿＿＿＿＿＿

＿＿＿＿＿＿＿＿＿＿＿＿＿＿＿＿＿＿＿＿＿＿＿＿＿＿＿

2. 情動ごまかし法：＿＿＿＿＿＿＿＿＿＿＿＿＿＿＿＿＿

＿＿＿＿＿＿＿＿＿＿＿＿＿＿＿＿＿＿＿＿＿＿＿＿＿＿＿

起こり得る結果：＿＿＿＿＿＿＿＿＿＿＿＿＿＿＿＿＿＿＿

＿＿＿＿＿＿＿＿＿＿＿＿＿＿＿＿＿＿＿＿＿＿＿＿＿＿＿

3. 情動ごまかし法：＿＿＿＿＿＿＿＿＿＿＿＿＿＿＿＿＿

＿＿＿＿＿＿＿＿＿＿＿＿＿＿＿＿＿＿＿＿＿＿＿＿＿＿＿

起こり得る結果：＿＿＿＿＿＿＿＿＿＿＿＿＿＿＿＿＿＿＿

＿＿＿＿＿＿＿＿＿＿＿＿＿＿＿＿＿＿＿＿＿＿＿＿＿＿＿

4. 情動ごまかし法：＿＿＿＿＿＿＿＿＿＿＿＿＿＿＿＿＿

＿＿＿＿＿＿＿＿＿＿＿＿＿＿＿＿＿＿＿＿＿＿＿＿＿＿＿

起こり得る結果：＿＿＿＿＿＿＿＿＿＿＿＿＿＿＿＿＿＿＿

＿＿＿＿＿＿＿＿＿＿＿＿＿＿＿＿＿＿＿＿＿＿＿＿＿＿＿

5. 情動ごまかし法：＿＿＿＿＿＿＿＿＿＿＿＿＿＿＿＿＿

＿＿＿＿＿＿＿＿＿＿＿＿＿＿＿＿＿＿＿＿＿＿＿＿＿＿＿

起こり得る結果：＿＿＿＿＿＿＿＿＿＿＿＿＿＿＿＿＿＿＿

＿＿＿＿＿＿＿＿＿＿＿＿＿＿＿＿＿＿＿＿＿＿＿＿＿＿＿

自分の感情に気づく

　あなたがこうした方法を使い始めたのは、自分の感情をごまかすことが解決策だと考えたからだということを思い出してください。あなたは、情動についての誤った信念のために、情動を避け、減らし、取り除かなければならないと考えるよう仕向けられました。

　ここでやっかいなことは、自分が取り組んでいるものについて、あなたがきっとよくわかっていないということです。私たちの多くは長きにわたって自分の感情を避けてきたので、自分が何を感じているか言葉にすることがまったくできなくなっているかもしれません。あなたは、感情——たとえば悲しみのような——の世界で正常であるとはどういうことなのか、わからないかもしれません。また、たとえばうつ病の場合のように外からの手助け——おそらく、特定の治療法やその他の一般的な治療——が必要な時がどういう時か、わからないかもしれません。情動があなたにとってなじみのないものであるということは、それほど驚くべき

ことではありません。次の喩え話について考えてみてください。

　あなたの家の隣に30年住んでいる隣人がいることを想像してください。お互いすぐ近くで30年間暮らしていれば、あなた方はある程度の関係性があると思われるでしょう。しかし、あなたは彼の名前すら知りません！　彼がどんな仕事をしているか、子どもがいるのかさえ知りません。どうしてこんなことが起こるのでしょうか。

　比較的早い時期に、あなたは彼についての噂を耳にしました。彼が危険な犯罪者で、無慈悲な殺人者だと。それは真実ではありません——彼は素晴らしい人なのです。しかし、誰もそのことをあなたに話しません。実は、その他の近所の住民も、あなたが耳にしたような間違った情報を得ていたのです。30年の間、あなたはずっと彼を避けてきました。庭越しに彼が「おはようございます」と言うのを聞こえないふりをして、彼が車を寄せる時も伏し目がちに通り過ぎ、目を合わせることは一切ありません。考えてみれば、あなたは彼がどんな外見であるかはっきりわかりません。

　名づけることができない情動にそれほどまで無関心だったとは、馬鹿げているように思えるかもしれませんが、この例を考えてみるとそんなに驚くことではないでしょう。あなたが自分の感情とどれほど長くかかわってきたとしても、目を合わせて握手をしてこなかったとしたら、まっしぐらに依存行動に飛びついていたとしたら、感情が見知らぬ人になってもおかしくないでしょう。

　以下の記述は、自分の感情を知ることに役立つでしょう。まず、無理をせず焦らないことを心に留めておいてください。最初、自分の感情を見分けることが難しくても心配しないでください。このワークブックの（そしてあなたの生活の！）なかにあるすべてがそうであるように、それはプロセスなのです。それはあなたが新しいスキルを学び実践しようとしているということです。

一般的な情動

　次ページの「一般的な情動リスト」について考えてみましょう。もちろん、ここに示したもの以外にもあるでしょうが、ここで示したものから始めるとよいでしょう。このリストを、あなたが感じている情動を見極めることに困った時の参考に使ってみてください。このリストは情動に名前をつけることに役立つでしょう。あなたがとても迷った時には、次の基本に立ち戻ってみましょう——恐れ、悲しみ、喜び、怒り、あるいは恥。以下に示す情動のほとんどは、これらの基本分類のどれかに分類されます。自分の感じていることが、恐れ、悲しみ、幸せ、

[第1章] 情動　033

表 1.1　一般的な情動リスト

恐れ	悲しみ	喜び	怒り	恥
不安	憂うつ	感謝	わずらわしい	みっともない
怯え	打ちひしがれた	満足	裏切られた	価値の低い
ぞっとする	孤立	喜び	敵意、苦々しい	照れくさい
神経質	意気消沈	得意な	腹が立つ	すくんだ
無感覚	失望	興奮	欲求不満	罪悪感
麻痺した	がっかり	ありがたく思う	激怒	あきらめ
びくびくする	空しい	光栄に思う	憎い	恥をかかされた
震えあがる	心が重い	嬉しさ	(不正への)憤り	決めつけられた
ショック	絶望	感動	イライラした	後悔
恥ずかしい	傷ついた	誇りに思う	妬ましさ	深い後悔
驚いた	寂しい	くつろいだ	どうにもならなさ	笑いものにされた
疑わしい	深い後悔	ほっとした	憤慨	軽く扱われた
脅かされる	涙が出る	穏やかな	怒りで呆然	無価値感
思い悩む	不安定	わくわくする	執念深い恨み	傷を負わされた

怒り、あるいは恥であるかについて少なくとも一般的な感覚をもつことは、あなたにとって最初の手引きとなるでしょう。

エクササイズ 1.5　**自分の感情について学ぶ**

　前に述べたように、あなたの情動は、ある程度注目されることをとても必要とすることがあります。この単純なエクササイズでは、ある特定の状況においてあなたが感じている情動に最大限の注意を注ぎます。これはまさに自分の感情を知るためのチャンスです。思い出してください、あなたはもうあなたの情動から逃げたりしません。さあ、振り返って握手をしてみましょう。

　これは心についてのエクササイズではないし、心のなかで飛び回るものについてのエクササイズでもありません。あなたが感じている情動の身体的感覚に注意を向けるべきは今です。あなたの思考とは解釈です。解釈をやめてください！　ここでは必要はありません。あなたの唯一の務めは気づくことです。観察することです。

　まずゆったり落ち着いて座ることができる場所を見つけることから始めましょう。背筋を伸ばして座るのが一番ですが、必要であれば横になってもか

まいません。気の散らない静かな場所を見つけてください。始める準備が整ったら、目を閉じます。あなたは自分の身体のなかに入る旅を始めます。科学者になったつもりで、できるだけ詳細なデータを集めます。

自分の身体のなかに入ったら、自分に次の問いかけをします。

1. どこに感情があるでしょう？　身体のどの部分が感情をもっていますか？
2. 感情はどのくらいの大きさですか？
3. それはどんな形ですか？
4. 感情の色は何色ですか？　注意を向けた時、その色は変化しますか、あるいは変わりませんか？
5. 感情は重たいですか、軽いですか？
6. 感情は固いですか、柔らかいですか？　手触りはザラザラですか、なめらかですか？　もしこの感情に触れることができたら、どんなことに気づきますか？
7. 感情が何であるかわかっていますか？　それを特定できますか？　名づけてみましょう。「赤いギラギラ」「胸がつかえるもの」などなど。あなたがしっくりくるものなら何でもかまいません。

少なくとも5分間、この方法で感情を探索してみます。この感情を理解し、心地よいレベルまで達したら目を開きます。ゆっくりと、あなたがいる部屋、部屋のなかでの位置に注意を戻していきます。腕や足を軽く振ります。この時に、自分の日記にこの経験について書くとよいでしょう。

このエクササイズを繰り返すことで、あなたは異なる情動に導かれ、それを知るようになります。あなたはその経験を記録したくなるでしょう。そうすれば、それを思い出すことができますし、異なる感情の感覚を比べられるようになります。たとえば、怒りは悲しみと同じ場所にありますか？　あるいは、どこか別の場所にありますか？　それはあなたがさまざまな感情につけた名前を見失わないようにするのにとても役立つことでしょう。こんなふうにすると、たとえば「胸をつねるもの」と名づけたものが出てき続けたら、あなたはこの情動が生じてきそうなタイミングを見失わないようになるでしょう。

[第1章] 情動 035

エクササイズ 1.6　どんなふうに感じますか？

　このエクササイズは、さまざまな状況で生じる感情を見極めることに役立つように作られています。簡単に見えますが、価値のあるものです。あなたが情動とかかわるようになればなるほど、あなたはそれと親しむことができるということを忘れずに。そして情動と親しむにつれて、あなたは以前のようにそれらをごまかす代わりに、気軽にかかわることができるようになっていくでしょう。

　以下の各状況において、心のなかに湧いてくる情動を確認します。そしてそれを状況の横の空欄に書き出します。一つ以上の情動を考えた時は、あなたが感じているのに最も近いと思うものを選んでください。必要に応じて「一般的な情動リスト」（表 1-1）を使うことで、ヒントが得られます。

1.　愛する人が他の誰かと愛し合っている：＿＿＿＿＿＿＿＿＿＿＿＿
2.　ジーンズのポケットから 5 ドル見つけた：＿＿＿＿＿＿＿＿＿＿＿
3.　母親の誕生日を忘れていた：＿＿＿＿＿＿＿＿＿＿＿＿＿＿＿＿＿
4.　困った近隣住民の間で途方に暮れている：＿＿＿＿＿＿＿＿＿＿＿
5.　満月を見ている：＿＿＿＿＿＿＿＿＿＿＿＿＿＿＿＿＿＿＿＿＿＿
6.　飼い犬が車に轢かれた：＿＿＿＿＿＿＿＿＿＿＿＿＿＿＿＿＿＿＿
7.　特別な人からの電話を待っている：＿＿＿＿＿＿＿＿＿＿＿＿＿＿
8.　お気に入りチームがスーパーボウルで勝った：＿＿＿＿＿＿＿＿＿
9.　仕事のプロジェクトを終えた：＿＿＿＿＿＿＿＿＿＿＿＿＿＿＿＿
10.　車が故障した：＿＿＿＿＿＿＿＿＿＿＿＿＿＿＿＿＿＿＿＿＿＿＿
11.　パリ行きの飛行機に搭乗している：＿＿＿＿＿＿＿＿＿＿＿＿＿＿
12.　家族を訪問するため飛行機に搭乗している：＿＿＿＿＿＿＿＿＿＿
13.　車の鍵が見つからない：＿＿＿＿＿＿＿＿＿＿＿＿＿＿＿＿＿＿＿
14.　親友が引っ越す：＿＿＿＿＿＿＿＿＿＿＿＿＿＿＿＿＿＿＿＿＿＿
15.　夜中に悪夢で目が覚めた：＿＿＿＿＿＿＿＿＿＿＿＿＿＿＿＿＿＿

エクササイズ 1.7　情動を生活状況に結びつける

　このワークシートを用いて、過去、どんな時にそれぞれの情動を感じたか

036 **Part.1** 主要な考え方とスキルを知る

確かめてみましょう。これは特定の状況と情動を結びつけることに役立ちます。強い情動が湧いた時のことを取り上げる必要はありません。今は、できるだけ単純にとらえていきます。たとえば、お気に入りのシャツを破いてしまい悲しく感じたり、並んでいた列に誰かが横入りをしてきて怒りを感じたり、といったことです。

怒りを感じた時：_____

_____

悲しみを感じた時：_____

_____

嬉しく感じた時：_____

_____

怖く感じた時：_____

_____

恥ずかしく感じた時：_____

_____

　生活場面と情動とを結びつける作業がよくできましたね。この後、その他の重要な結びつきを作る作業をしていくうえで、このスキルが必要になってくるでしょう。

　ゴメス家への最初の訪問です。冒頭のイントロダクションを振り返りましょう。

ゴメス一家の場合

　トニーはこの章に取り組むなかで多くの困難に直面した。情動について多くを語るのは馬鹿げているように彼は感じ、まったく無駄ではないかとさえ感じることもあった。海軍で過ごしていた当時、トニーは自分

の気持ちについてほとんど話すことはなかった。しかし、これらのことを考え、精神的に押しつぶされてしまうように感じられる時もあった。「過去は過去だ」と彼は自分自身に言い聞かせた。「なぜここに座ってこんなことを考えているんだろう？」と彼は考えた。ワークブックをタンスの引き出しに押し込んだこともあった。「おそらく過剰に反応してしまっただろう」と彼は考えた。「酒を飲むのはそんなに悪いことじゃない」。トニーは自分でもどうしようもない状態だったが、ワークブックを読み進めていくと納得のいくところもあると気づいた。筋道を立てて示すことは難しいことだ。ただ気持ちがいいからという理由で夜な夜な飲み続けたり、仕事や家族を危険にさらそうとしたわけではないことは、彼は内心ではわかっていた。それは長い目で見ると気持ちのいいものではなかった。この本に載っている通りに、彼は感情から逃れ、依存行動に身を隠し、細かい点を見ずに「無感情」契約に署名した。それを受け入れるのはつらいことだったけれども、情動についての誤った信念のリストを見ることは大いに助けになる。

　トニーはとりわけ、次のような誤った信念を突きとめた。それは、「物事を感じることは、自己憐憫におぼれることを意味する」という信念である。彼は決してそのようなことをしないように育てられてきた。彼はまた、「強い人は恐怖を感じたり傷ついたりしない」「もし何かを感じてしまったら、それを決して見せてはいけない！」といったことを、家族や軍隊で過ごすなかで、どんなふうに教えられてきたかについて考えることができた。それによってトニーは多くの気づきを得た。トニーは、物事をこのように考えることが、情動のごまかし、とくにずっと続いてきた飲酒の衝動につながっているということを理解するようになった。トニーはワークブックを引き出しから取り出し、徐々に情動を感じるように試みはじめた。

　カルメンは、情動に対処することをほんの少しだけ心地よく感じている。しかし、彼女は自分が思っていたよりも、自分の感情にあまりなじみがなかったことに気づき始めた。情動をごまかす方法のリストを見た時、それがとてもはっきりした。彼女は、強迫的なオンラインショッピングが問題だとわかっていて、だから最初にワークブックを手にした。彼女が気づかなかったのは、感情を避けるための六つほどの方法のことだった。カルメンは、買い物を止めようとすると、過食をしたり、何時間もテレビを観たりしてしまうことを理解し始めた。エージェーが死ん

でから、彼女は友人を拒み、一日中電話をオフにしている。あらゆることのなかで気づくのが一番大変なのは、情動をごまかすことによって、彼女が決して避けたくないと思っていることをも避けてしまっていることだ——娘のティナとの関係である。

こうしたことすべてを考えるのはつらいことである。実際、彼女がこの本で学習し、難問に取り組み始めてしばらくは、カルメンのオンラインショッピングが急激に増加した。彼女に最も役立ったのは、情動をやっかいな犬に喩えることだった。彼女は日記に犬の絵を描いたり、名前をつけたりすることで、犬を抱きしめるようにしようと決めた。ごまかしたくなったら、深く息を吸い込み、犬をかわいがることをイメージする。彼女は悲しみの感情に注意を向けようと考える。まもなく変化が生じたことは、かなりの驚きだった。悲しみに注意を向けることは、気分を悪くすることではない。そうしたほうがより早く悲しみは過ぎ去るのだ。このようにして、彼女はこの本をやり通すのに必要な希望をもつことができ、将来さらに改善することを楽しみにするようになった。

結論

カルメンとトニーのように、この章に取り組むなかで、あなたはいくつかの浮き沈みを経験しているかもしれません。時にはやめたくなったり、依存行動が悪化したりするでしょう。そういう時には自信を失ったり、これは自分には効かないんだと考えたりするでしょう。

こういったことはすべて正常なことです。これはプロセスであり、あなたはまだスタート地点に立ったばかりなのです。あなたはこれから長く続く変化や、回復の途上にいます。頑張ってください！

Capter 2 **Thoughts**

第2章
思考

我々は我々の思考するところのものである。
我々のすべては我々の思考に起因する。
我々の思考が、我々の世界を創る。

——**ブッダ**

　今やあなたは情動がどんなものであり、どんな場合にある感情が現れるかということについて、より深く知ることができました。今度は、あなた自身の思考についてよく考えてみる時です。

　情動に関する二つのよくある誤った信念、すなわち「感情は何もないところから生じる」「気分の変動は前触れなくやってきては過ぎ去る」を記憶にとどめてください。もしあなたがこのいずれかを信じているなら、感情に向き合う時、あなたはきっと強い無力感や居心地の悪さを感じることでしょう。情動は予知しがたいように見えます。それは出し抜けに現れ、あなたは嵐のなか、ボートの上で、風がやむのをただ待っている——そんなふうに思えるでしょう。

　しかし実際には、あなたの情動は予知できないわけではありません。それは（感謝すべき）真実です。あなたの情動は、あなたの思考と複雑に絡み合っているのです。

思考と情動はどのように結びついているのか

　感情と思考のつながりについては、アーロン・ベック（1976）によって初めて

説明されました。アーロン・ベックは、認知行動療法（CBT）をつくりあげたことで知られる精神科医です。以来、CBTは、不安、うつ、摂食障害、アルコールや薬物問題などを抱える人々を数えきれないほど助けてきました。感情と思考の結びつきを理解することは、あなたの人生に違いをもたらすことになるでしょう。

よく起こるのは次のようなことです。

1. ある事態が発生する。
2. ある思考をもつ。
3. 思考が情動をかきたてる。
4. 情動は次々に湧き上がる思考となり、思考は情動をますます強くする引き金となる。
5. これらの思考と情動に引き続いて行動が起こる。あなたは同じような状況を引き起こす仕方で行動する。そのことがネガティブな思考を強化し、この循環が繰り返される。

困った事態は、たいていステップ２あたりで始まります。自分の生活のなかで起きた困難な事態を思い返してみれば、ステップ１：引き金（「ある人に高速道路で追い越された」）とステップ３：情動（「とても腹が立った」）を確認できるかもしれません。しかし、ステップ２で起こったことを、あなたはどのくらい正確に特定できますか？　引き金の後と情動の前（時にそれは速すぎて記録できません）には、思考があるのです。実際、いろいろな思考があったはずです——「勝手な奴だ」「あいつは道路を自分のものだと思っている」「私よりも自分のほうが優れていると思っている」「私はこれを我慢しなくていい」「フェアじゃない」。

ほとんどの場合、あなたはきっと、心が実際何をしているかに気づいていません。そのため、ある情動が生じた時、それにより導かれる出来事の連鎖にも目が向きません。後で自分の心を観察するスキルを学んでいきますが、ここでは事例を見てみましょう（ワークブックに載っている事例は、完全にはあなたに一致しないかもしれません。各人の経験は異なっています。ですが、いくらかは似通っています。「自分とは違う」というふうに見るのではなく、むしろ自分との接点に着目するよう努めてください）。

[第2章] 思考 041

> **サンドラの物語**

サンドラは、週末何も予定がなかった。金曜の夜、一週間の仕事に疲れ果て、夕食をとりワインを1本飲んで、ベッドに向かった。土曜の朝、少し遅く起きて、いくつかの用事を片づけた。土曜日に一日中一人で過ごしている、という考えを抱くまではうまくいっていた。彼女は孤独を感じ始めた。

ここに生じているもの――それが情動である。おそらく彼女は、あなたが学んでいる方法のいくつかをすでに学んでいて、この情動をそのまま受け入れ、黙って許すことができる。しかし、ここでは、彼女が、多くの人がとらわれる、よくある役に立たないパターンにはまっているとしてみよう。そうすると何が起きるだろうか?

その情動に反応して、サンドラの心は動き出し、役に立とうとし始める。サンドラがなぜ、そのように感じているのか(この場合は孤独感)を、その状況で次々に思考を生み出すことによって、説明しようとするのである。サンドラの心を搔き乱し始める多くの思考のうちいくつかを挙げてみよう。

・他のみんなは、何か楽しそうにしている。
・なぜ私には友だちがいないの? 私の何がいけないの?
・もし違った行動をとっていたら……。
・自分はとても退屈で、魅力的でないに違いない。
・他のみんなは、今、誰かと過ごしている、私は一人。いったい私の何が悪いんだろう?
・私を好きな人は誰もいない。4年生の頃のあの子は正しかった。私は落伍者だ。
・残りの人生、毎週末こんなふうに過ごすなんて無理だ。いったい誰がそんなふうに生きていけるの? 自分はこれからもみじめだろう。
・誰かに電話をすることも意味がない。みんな私と過ごしたくないだろう。何より、拒絶されていると感じるのはごめんだ!

この時点で、サンドラは、自分は今まさに孤独を感じていて、永遠に孤独だろうと結論づけている。そして彼女の心が孤独というこの感情をつなぎ止めたことで、サンドラは自分の信念がいっそう現実化する行動を起こしやすくなるだろう。

サンドラについて、またこの負の連鎖をたどり続ける行動については、行動に焦点を当てた第3章でさらに学んでいきます。ここでは続けて、サンドラの心が何をしているか見ていきましょう。

常習犯的な思考

　サンドラの心が孤独感に対処し始めようとした時、それが事態をよい方向に向けるための最善の行為であったのは皮肉なことです。心はそこに問題があると断定し、システマチックに答えを探します。そして、サンドラがそれを修復できるように、何が間違っているかを突きとめようとします。

　問題はもちろん、サンドラの心が完全に間違った方向を向いているかもしれないということです。彼女の心は「問題」の原因を、とりわけ彼女が自分自身の欠点として認識するような何かに限定しています。なぜなら、彼女は過去にこれとまったく同じ思考を抱いたことが数多くあり、彼女の心のなかの回路は、どんな新しい状況に際しても、これらの思考に向かう道とすでに結びついてしまっているからです。それは、彼女の「自動的に浮かぶ」思考です。彼女の心は、向かうべきこうした思考をすでにもってしまっているために、何か新しい、現実的で、代替となる思考を探すことに歯止めをかけています。大局的な視点がもてなくなり、狭くて硬直したものの捉え方に固まってしまっているのです。

　私たちはみな、自分のなかに深く染み込んだものの見方をもっています。それは自分自身や人間関係、私たちをとりまく世界についての「信念の核」を構成する見方です。これらの信念の核はポジティブなものであることもあります。もし、あなたの信念の核の多くがポジティブであれば、世の中の平穏さや快適さを自然に感じやすいでしょう。あなたは、世界とは通常安全で幸せな場所であり、そこで人々は信頼され、愛され価値を認められるということを学んでいます。ポジティブな「信念の核」をもつ人は、すべてが大丈夫であるという感覚をもっています。彼らの思考は、次のようなポジティブな視点の反映でもあります。

　結果は大丈夫だとわかるだろう。私はこれに対処できる。たぶん、彼はそのような意味で言ったのではない。彼のことを好意的に解釈し、真意は何だったのかを尋ねよう。

　ですが多くの人にとって、信念の核はネガティブになる傾向があります。これらのネガティブな信念の核は、この先で「常習犯」と呼ぶ、繰り返されるネガティブな思考に伴うものです。これらの思考は、しばしば隠れたり変装したりしながら、日々あなたの心に浮かぶ多くの思考の背後に横たわっています。もしあなたの気分が突然変わったなら、常習犯の一つが働いていることは大いにありえます。情動がそれらの思考が存在することを教えてくれるまで、あなたは常習犯の

［第2章］思考 | 043

存在にまったく気がつかないかもしれません。

常習犯的な思考はどのように生まれるのか

　これらの常習犯的な思考はきっと、子ども時代からあなたのそばにいたのです。世界はどう動いていて、そのなかでの自分の場所がどこであるかということをあなたが学んでいた時期です。常習犯的な思考を解除し追い出すための鍵がどこにあるかを知らないあなたは、あるメッセージを信じ、それが自分を傷つけ続けてもなお、そこにとどまり続けました。

　このことを理解するために、次の例について考えてみましょう。

> **ジャネットの物語**

　ジャネットは、よい女の子は決して不平を言わないものだと言われて生きてきた。内面でどう感じていようとも、明るい笑顔でいることを学んだ。10歳の時に両親が離婚して以来、襲ってくる心の痛みを抑えようと彼女は懸命に努力してきた。彼女の常習犯は次のようなものだった。「あなたは恩知らずだ。あなたは幸せそうにすべきで、誰も困らせてはいけない。自分で対処して、黙っていないといけない」。

　感謝の気持ちをもったり自分をいたわることは素晴らしい特質であるとはいえ、それも極端な形をとれば、破壊的でひどい結果を招く。常に幸せで快適でいられる人間はいない。ジャネットの行動は、そのような形に至るものだった。その結果、彼女は密かに、誰にも見られない太ももの内側を切るようになった。また彼女は、もつべきでないと彼女が自分に言い聞かせている感情をもたないようにするために、バイコジン（ヒドロコドン；酒石酸水素塩；アセトアミノフェン）やオキシコンチン（オキシコドン）のような鎮痛剤を乱用するようになった。ジャネットは痛みを感じていることを誰にも悟られないために、自分自身を害している。

> **ダグの物語**

　ダグの父親は、彼が4歳の時に家族を残して出ていった。ダグが6歳の時、彼と母親と兄は新しい街に引っ越し、母親は再婚した。義父は彼に暴力を振るい、口汚く罵った。義父はもっぱら「頭より腕力」の人だったので、時々、ダグにサッカーが得意のほうがいいと言った。兄は、家族のなかでは「頭のよさ」でほめられた。

　ダグの主な常習犯は、「私は馬鹿だ」で、他の人たちといる時はいつも「自分は彼らほど賢くない」と感じるようになった。集団のなかでのこの自信のなさこそが、ダグがコカイン依存になった大きな要因だった。彼は、自分自身をとても駄

044　Part.1　主要な考え方とスキルを知る

目な人間だと感じさせる思考から目を背け、適応するために薬物を使用し始めた。

> サラの
> 物語

サラは5人きょうだいの末っ子である。サラは家族が幸せで健康だったのを覚えている。サラが8歳の時、おじがコンビニ強盗に殺された。その時から彼女は死に対して怯えるようになった。家族の誰もが、とりわけ強い喪失感をもっているサラの父を心配させたくなかったので、おじの死について話さないか、彼らの悲しみを取り巻く情動を見せなかった。サラは、死とは恐ろしくて不自然な出来事であり、家族みんなを無気力なゾンビみたいにさせてしまうものだと学んだ。彼女は神経質な子どもになり、次第に引きこもるようになった。サラは不安な感情を和らげるために強迫的行動を募らせた。

成人期のサラの隠れた食べ物への依存は、執拗な思考と強迫的行動に対処しようとする方法の一つである。彼女の常習犯はたとえば「世の中は安全でない。どのように感じているかを人に話してはいけない。自分は大丈夫でない」である。

常習犯的な思考からの離脱

あなたも気づき始めているように、これらのメッセージ（とそこから出てきた信念の核）は、非現実的で歪んでいます。自分自身と世界についてのあなたの見方は、あなたが子どもだった時の視点を通して解釈され、曇っています。それはもはや変えられないものになり、成人期まで続いています。

あなた自身の常習犯を見つけることは、その常習犯が動き出した時、あなたがそれに気づく助けになるでしょう。いったん自分の常習犯の存在を知れば、あなたは常習犯から解放され、新しい、よりバランスのとれた現実的な見方を発見できます。

エクササイズ 2.1　　常習犯的な思考の見極め

次のよくある常習犯のリストについてしっかり考えてみましょう。自分に当てはまるものをチェックしながら、心に思い浮かんだものも付け加えてみましょう。

1. 私はあまり利口でない。

2. 私にはそれができない。

3. 公平でない。

4. 私は安全でない。

5. 私は望むものを決して得られない。

6. 私はあまりうまくできない。

7. 私は失敗するだろう。

8. みんなは私を好きにならないだろう。

9. 私はみんなを好きにならないだろう。

10. 私はみんなよりましだ。

11. 私はみんなほどよくない。

12. 私はうまくいかないだろう。

13. 思っていたのと違う。

14. 私はあまり魅力的でない。

15. 私はこれに対処できない。

16. 私は一生孤独だろう。

17. すべて私のせいだ。

18. すべて相手のせいだ。

19. 私はそのようには思えない。

20. 誰も私を気にかけてくれない。

21. 傷つきすぎて愛されることができない。

22. 私は、他の人がもっているよいものを手に入れることができない。

23. その他：＿＿＿＿＿＿＿＿＿＿＿＿＿＿＿＿＿＿＿＿＿＿

【誰が言っているのか？】

　常習犯の声が聞こえたり耳を傾けている時、その声、アクセント、話し方が、あなたの知っている誰か、または知っていた誰かの声色を帯びていると気づくかもしれません。その声色は、両親、祖父母、きょうだい、先生、コーチまたはあなたが育っていくなかで影響を受けた誰かかもしれません。常習犯と誰かとを結びつけられない時もあるかもしれませんが、あなたの信念の核を形成する原因となった出来事などを思い出すことはできます。常習犯がまさに聞こえ始めたところまで遡ってみてください。そうすることで、常習犯の力は弱まり、あなたはその本当の姿に気づくことになるでしょう――あなたはずっと前に常習犯を真実として受け入れましたが、それは嘘なのです。

046 **Part.1** 主要な考え方とスキルを知る

| エクササイズ 2.2 | 常習犯的な思考はどこからくるのか？ |

　あなたの常習犯の原因かもしれないものを考え、以下の空欄に書いてみましょう。これは他者を非難するものではないことを忘れずに。これは、あなたの癒しへの道です——あなたが前進するために、自分を理解するためのものです。自分の常習犯を見つけるためのヒントが必要なら、先ほどのエクササイズの、よくある常習犯のリストを使って記入してください。あなたが最初にどうやってそうした考えを発展させてきたのか、ありうる可能性についてよく考えてみてください。すべてを解き明かす必要はありません。浮かぶ考えを何でも書くように心がけます。正しいとか間違っているというものではありません。ただ自分自身を探索し、何が見つかるかを眺めるようにしましょう。

【例 A】
常習犯／信念の核：私は今の仕事ができるようになることはないだろう——クビにされることがわかっている！　私は失敗する。
信念のもととなったと思われる人や出来事：10 歳の時、祖父が、「とにかくうちの家族で大学を卒業できた人は誰もいないのだから、宿題で頭を悩ますべきでない」と言った。16 歳の時、初めてウェイターとして働いていたが、ある日マネージャーにクビにされ、その理由は決して教えてもらえなかった。

【例 B】
常習犯／信念の核：私がどのように感じているのかを夫に説明することは意味がない。とにかく人は自分のことしか気にかけない。私は自分自身をしっかり統制していないといけない。
信念のもととなったと思われる人や出来事：父が亡くなった後、母は、頼ることができるのは自分たちだけだとよく話していた。母はよく、「助けが必要な時に助けてくれる人がいると考えてはいけない。あなたはこの世の中で、自分自身で物事を行っていく術を学んで成長しないといけない」と言っていた。

［第2章］思考 047

【あなたの場合】

常習犯／信念の核：＿＿＿＿＿＿＿＿＿＿＿＿＿＿＿＿＿＿＿＿＿＿

＿＿＿＿＿＿＿＿＿＿＿＿＿＿＿＿＿＿＿＿＿＿＿＿＿＿＿＿＿＿＿＿

信念のもととなったと思われる人や出来事：＿＿＿＿＿＿＿＿＿＿＿

＿＿＿＿＿＿＿＿＿＿＿＿＿＿＿＿＿＿＿＿＿＿＿＿＿＿＿＿＿＿＿＿

常習犯／信念の核：＿＿＿＿＿＿＿＿＿＿＿＿＿＿＿＿＿＿＿＿＿＿

＿＿＿＿＿＿＿＿＿＿＿＿＿＿＿＿＿＿＿＿＿＿＿＿＿＿＿＿＿＿＿＿

信念のもととなったと思われる人や出来事：＿＿＿＿＿＿＿＿＿＿＿

＿＿＿＿＿＿＿＿＿＿＿＿＿＿＿＿＿＿＿＿＿＿＿＿＿＿＿＿＿＿＿＿

常習犯／信念の核：＿＿＿＿＿＿＿＿＿＿＿＿＿＿＿＿＿＿＿＿＿＿

＿＿＿＿＿＿＿＿＿＿＿＿＿＿＿＿＿＿＿＿＿＿＿＿＿＿＿＿＿＿＿＿

信念のもととなったと思われる人や出来事：＿＿＿＿＿＿＿＿＿＿＿

＿＿＿＿＿＿＿＿＿＿＿＿＿＿＿＿＿＿＿＿＿＿＿＿＿＿＿＿＿＿＿＿

あなたの思考はなぜあなたを誤らせるのか？

　これまで、あなたの常習犯的思考がいかにしばしば——実際にはほとんどいつも——不正確であるかということを論じてきました。これは、あなたの思考が単純だった子どもの時に、それらが発達したからです。

　子どもの思考と大人の思考の違いは、エンターテインメントから考えるとよくわかります。子ども向けの映画にはいつも正義の味方と悪者が出てきます。悪者はたいてい黒い衣装で、邪悪な声の調子でしゃべり、わがままで卑劣なことをします。一方で、正義の味方は、格好よくて魅力的なキャラクターです。いくつか間違いを犯すことがあっても、それは小さな、短期間しか続かないもので、すぐに反省し、友だちや家族の助けを借りて、間違いの結果から学びを得ます。3歳の子どもは、子ども映画のなかで、誰が正義の味方で誰が悪者かがわかります。しかし私たち大人はどうでしょう？

　大人の世界はそんなに明快ではありません。グレーゾーンだらけです。私たち大人の映画では、愛する家族をもつ犯罪者が、ある場面では卑劣ですが、別の場面では愛する人に優しく接する人物として描かれます。映画『ゴッドファーザー』（1972年公開、フォード・コッポラ監督、マリオ・プーゾ原作）を取り上げてみましょう。この映画では、私たちは、（アル・パチーノ演じる）マイケル・コルレオーネに対して、彼が冷酷な犯罪者であるにもかかわらず、家庭をもつ人間の

一人として共感することができます。

　成人期に入る際の重要な課題の一つは、情報を熟考し、さまざまな角度から事態を見つめ、バランスのとれた判断をする能力を身につけることです。私たちは、誰かの行為に対して、何でもかんでも「良い」「悪い」だけの基準で決めつけるのではなく、背景に隠れている動機や理由を含めた多くの可能性を考えることができます。

　不幸にも、常習犯的な思考は、世の中に対して限られた理解しかできなかった時に作り出されています。それだから、間違いを犯した時に「自分はダメだ」と思うのです。誰かがあなたを怒鳴りつけたとして、あなたは、その日がその人にとってよくない一日だったとか、それがその人の恐れから出た行動だとはとらえなかったでしょう。あなたはすぐに、自分に何か過失があったのだと結論づけたでしょう。

　そのうえ、あなたはこれまで、大人の言うことを間近で聞いてきました。大人たちは自分よりよくわかっている、おそらくはすべてがわかっている、だから彼らの言うことは真実だ、そうあなたは信じていました。子どもだったあなたは、安全でいるために、世界について何でも知っている大人を信じる必要があったからです。今、大人になったあなたは、すべてを正しく理解している人はいないことを知っています。それなのに、あなたは、あの頃大人たちが絶対的な言葉として言ったことを採用しています。それが今のあなたにとって意味があろうがなかろうが、今になってさえ、彼らに教わったことがあなたの常習犯的思考を形作ってしまうのです。

根拠を考える

　私たちは誰でも根拠の重要性を知っています。アメリカの司法制度は、有罪であると証明されないかぎりは無罪であるという原則のうえに成り立っています。私たちは、ある人が無罪かもしれないという証拠（アリバイがあるか？）についてよく考えます。どんな刑罰が妥当であるか決める際には、多くの要素（初犯かどうか？）を考慮に入れます。このプロセスなしでは、判決に恐ろしい間違いが生じるかもしれません。無罪の人たちを刑務所に送ることになりかねません。

　あなたは一日中、心に思考をめぐらせています。時々、それは取るに足りない、すぐに立ち消える思考です。

　・私は、赤いシャツが好きだ。

・雨が降りそうだ。

時々、あなたはそれらの思いにつかまり、より重くとらえることがあります。

・なぜ、好きなシャツを買う余裕がないのだろう？
・遅い時間に雨のなかドライブするのは危険だ。

このような思いは、時にあなたの常習犯的思考となり、あなたを圧迫します。

・私は、自分にふさわしいものを手に入れることは決してない。
・私はケガをするだろう。

　根拠について考えることを学ぶことは、常習犯的思考やネガティブな信念の核に対処するうえで強力なスキルになるでしょう。このスキルによって、あなたはバランスのよい、現実的な解釈ができるようになります。そしてその解釈は、よい意思決定や健全な自己感覚につながります。

思考のバランスを見つける

　誤った思考はかなり強い力をもつこともあります。先ほど見たように、これまで長い間、あなたの心は繰り返し同じ思考をとってきていますので、思考をより現実的なものに新しく変えていくことは困難かもしれません。その手助けになるようここに用意したのが、バランスのとれた評価の例です。これは、この後に示す「根拠を考える」ワークシートにあなたが取り組む際に役に立つでしょう。

■ 私は唯一の人間だ。
■ 完璧な人なんていない。誰でも人は間違いを犯すことを私は理解している。
■ 自分自身について何か努力するつもりだ。
■ 傷つけられたが、それは意図的ではなかったかもしれない。その瞬間、相手に何が起こっていたのだろう？
■ 私は完全な善人でも完全な悪人でもない。
■ 思い通りにいかないこともあり、それは欲求不満のたまることだが、私はそれを受け入れることができる。
■ 誰でも間違いを犯す。私は、自分の間違いから学び、前に進むことができる。

- 自分を主張するのはよいことだ。それを健全な方法で行えばよいだけだ。
- 私は、このことをどうにかできる。過去にも困難を乗り越えたことがある！
- 誰でも、100％責められるべきということはない──私も、他の人でも。
- 私は、よくないことや後悔するようなことをすることもあるが、状況の改善を試みることができる。
- 次は違うやり方でやってみよう。
- 「常にそう」とか「決してない」ということはない。
- 間違いを犯すことは、私が馬鹿で、駄目で、弱くて、悪いということを意味していない。
- 困難な時もあるけれども、私は、人生のなかで多くの感謝すべき恵みを受けている。
- もしかすると私は、自分や他人に対して厳しすぎるのかもしれない。

エクササイズ 2.3　「根拠を考える」ワークシート

　このワークシートを使って、あなたの心に働いている常習犯的思考を見極めることができます。このワークシートをガイドとして日記をつけてみるのもよいでしょう。

　一度にたくさんの考えが心を通り過ぎるのはありがちなことです。その時は、一つ焦点を当てるものを選んでください。別の考えについては、後でまた戻ってくることができます。

　始める前に、次の事例について考えてみましょう。必要であれば、「バランスのとれた評価」をもう一度読み返してみてください。

【事例A】

思考：私は善良な人間ではない。

これが事実である根拠：私はランチ時にウェイターに食ってかかった。母の日に母の墓参りをしなかったことで、デイブが私にひどく怒った。私は疲れていたので、昨晩、妻に頼まれたゴミ出しをしなかった。

これが100％の事実でない根拠：私は、先月、忙しかったうえに背中に痛みもあったが、おばのジョアンの引っ越しを手伝った。私は母の写真を見るたびに母のことを想い祈る。普段、私は気前のいい客であり、人に対して友好的だ。私は家事を手伝おうと心がけている。

バランスのとれた評価：私は、調子のよくない日に時々、無礼な態度をとるが、完璧な人間はいない。今のタイミングで母の墓参りに行くのは大変すぎる。私なりの追悼がある。私はいつも家事を手伝っているとはいえないが、それで私が不親切ということにならない。何かできることはしようと思っている。私は人間だ。

状況を少しでも改善するために何ができたか？：デイブに電話して墓参りの様子を聞き、なぜ私が行かないことにしたかを説明できたかもしれない。人に対して友好的で忍耐強くなることを実行できる。ウェイターに謝ることもできるかもしれない。妻に対して、キッチンを綺麗にして驚かせるなど、何か親切なことができる。

【事例 B】
思考：何もかもうまくいかない、公平でない。

これが事実である根拠：資格があるにもかかわらず希望する仕事が見つからない。車がまた故障した。私の一番の親友は、体重について私のように悩むことがないし、彼女の夫は大金を稼いでいて、私たちのように心配することがない。

これが100％の事実でない根拠：失業した後も、食べていけてはいる。最後にはホームレス、ということにはならないだろう。私は、痩せてはいないけれど健康だ。うちの家系に遺伝性のある糖尿病にも、幸運なことに私はかかっていない。私には愛する夫と大切な可愛い子どもたちがいる。

バランスのとれた評価：物事は時に望んだようには進展せず、必要なものも得られないが、私たちはいつも乗り越える。他人がもっているものは問題でない。自分より多くもっている人もそうでない人もいる。私は多くの感謝すべきものをもっている。

状況を少しでも改善するために何ができたか？：ポジティブさに焦点を合わせておくための、感謝すべきことのリストをもち続けることができる。思い通りになっている、なっていないにかかわらず、励み、健康な生活を送り続けることができる。

【あなたの反応】
　あなたのアンバランスな思考を、このワークシートの空欄に書いていきましょう。
　あなたのアンバランスな思考をバランスのとれたものにするために、この

ワークシートを使いましょう。

思考：＿＿＿＿＿＿＿＿＿＿＿＿＿＿＿＿＿＿＿＿＿＿＿＿＿＿
これが事実である根拠：＿＿＿＿＿＿＿＿＿＿＿＿＿＿＿＿＿＿
＿＿＿＿＿＿＿＿＿＿＿＿＿＿＿＿＿＿＿＿＿＿＿＿＿＿＿＿＿
これが100％の事実でない根拠：＿＿＿＿＿＿＿＿＿＿＿＿＿＿
＿＿＿＿＿＿＿＿＿＿＿＿＿＿＿＿＿＿＿＿＿＿＿＿＿＿＿＿＿
バランスのとれた評価：＿＿＿＿＿＿＿＿＿＿＿＿＿＿＿＿＿＿
＿＿＿＿＿＿＿＿＿＿＿＿＿＿＿＿＿＿＿＿＿＿＿＿＿＿＿＿＿
状況を少しでも改善するために何ができたか？＿＿＿＿＿＿＿＿
＿＿＿＿＿＿＿＿＿＿＿＿＿＿＿＿＿＿＿＿＿＿＿＿＿＿＿＿＿
＿＿＿＿＿＿＿＿＿＿＿＿＿＿＿＿＿＿＿＿＿＿＿＿＿＿＿＿＿

邪魔する思考

　常習犯的思考は、本質的にずさんなものであるということを忘れないでおきましょう。これらの思考は、あなたの注意をそらしたり、目標に近づくのを邪魔するかもしれません。邪魔する思考は、あなたを脱線させ、間違った方向に導きます。これらの思考は潜在能力の十分な発揮を妨げます。だから、邪魔する思考を見極め、監視することがとても重要となるのです。

　ノルウェー科学技術大学の神経科学システム・カヴィリセンターの神経科学者は、脳がどのようにして邪魔する思考を選り分けて取り除き、わずかな情報にだけ焦点を当てているかを発見しました。彼らはそれをラジオになぞらえています。あなたが好きなラジオ局にチューニングしようとすると、ダイヤルがうまく動かず、複数のラジオ局の混線した音をやむなく聴く羽目になりました。ひどくイライラする事態です。ラウラ・コルギンら（2009）は、何度も正しくチューニングを試みていくことが、実際に聴きたいものを聴く唯一の方法だと言っています。これには集中力と練習が求められます。邪魔する思考を見定め、変えていくことで、脳はあなたのためになる働きをするように真に変化していきます。あなたは、邪魔する思考を通り抜け、求める思考に焦点を合わせていけます。心は変化するのです。

　邪魔する思考の類型に気づくことは有益です。次に、六つのよくある「邪魔する思考」の類型を見ていきます。自分に近い類型を見つけましょう。

[第2章] 思考 053

「すべて良い、すべて悪い」思考

　あなたは、すべての物事を二つのカテゴリーの一つとしてとらえます——誰であれ、何であれ、すべて良いか、すべて悪いかのどちらかで、中間はありません。もし上司があなたをほめなかったら、彼女が昨年、あなたの父親が病気になった時、休みがとれるようにサポートしてくれたことがあったにもかかわらず、彼女はまったく悪い人となります。人や経験は、よい部分とそんなによくない部分の両方をもっている、という考えにあなたは驚くでしょう。「すべて良い、すべて悪い」といった思考が、経験や人間関係の多くを作っていくうえで邪魔をしていませんか？

　あなたの「すべて良い、すべて悪い」思考の例を以下に書いてみましょう。

「ケチをつける」思考

　あなたは、結果がどうであれ、すべての出来事に対して、非常に大きいネガティブなケチをつけます。仮に、いとこがあなたに借りたお金を返さなかったら、「借金を返済する人なんてどこにもいない。わざわざ誰かを助けようとすることはない」と考えるでしょう。つけられたケチの奥底から抜け出すには、非常に多くのエネルギーが必要です。ネガティブさに覆われたままでいるほうがむしろ簡単です。この種の思考が、あなたが正しい方向に向かうことを邪魔していませんか？

　あなたの「ケチをつける」思考の例を以下に書いてみましょう。

「よい面を考えることができない」思考

あなたは何かしらの理屈で「それは重要ではない」と言い張り、ポジティブな経験を拒絶します。あなたは普段からネガティブな信念を支持する根拠を準備しています。同僚に今日の仕事ぶりをほめられても、すぐに「冗談だろう」と考えます。あなたの心には、ポジティブな経験や相互作用をとどめておく余裕がありません。何かポジティブに考えるためには、ネガティブな考えを捨てることが要求されます。あなたは、ネガティブな「不動産」を自分が放棄したいのか定かではありません。この種の思考が、あなたの長所を理解することを邪魔していませんか？

あなたの「よい面を考えることができない」思考の例を書いてみましょう。

最悪の事態を予想する

あなたは、ネガティブな思考ですぐさま、直接的に自分を罰します。立ち止まって、他の選択肢を考えようとしたことすらありません。すべての事実を手に入れることなく、すでにネガティブな結論に達しているようなものです。病気について、主治医がよくない知らせをしようとしていると考えてしまうと、事実を聞くのを待たずにネガティブな結論を出しています。この種の思考が、状況を作っているすべての要因を考えることを邪魔していませんか？

あなたの「真っ先に結論に飛びつく」思考の例を以下に書いてみましょう。

[第2章] 思考 | 055

「すべき、すべきでない」思考

　あなたは、何かをすることを期待されていなくてもそれができるようになっている必要があるかのように、「すべき」「すべきでない」に基づいて行動しようとします。「しなくてはならない」「するのが当然だ」という考えもまた、不安や恐れから逃れようとする思考といえます。あなたが他人に対して「すべきだ」と指図する時、あなたは怒り、不満、憤りを感じています。また、自分に対してそのような指図をする時、たとえば、預金口座にもっとお金があるべきと信じているのに必要ないものを買い続けるような場合、処罰的な思考が現れます。自分に同情したり、お金の管理法を学ぶ代わりに、常時ではないとしても毎日のように、自分を責め立てています。「すべきだ」「すべきでない」という考えは、怒りや悲しみにつながります。この種の思考が、成功へと続く計画をやり遂げることを邪魔していませんか？

　あなたの「すべき、すべきでない」思考の例を以下に書いてみましょう。

「当然、自分に責任がある」思考

　あなたは、悪い出来事が起こると、実際には少ししか自分に責任がなかったり、まったく責任がなかったとしても、自分に責任を感じます。すべてのネガティブな出来事について責任を感じる思考によって、あなたは自分が物事をコントロールできているという幻想を抱くことができます。しかしあなたは代償を払わなければなりません——あなたは疲れ果て、深く落ち込んでしまうでしょう。休日に外出しないという義母の決断に対して責任を感じる考えは、混乱や悲しみをもたらします。他人がした決定の責任を自分に帰する思考とは違う、別の考え方はないでしょうか？　この種の思考が、あなたの人生に焦点を合わせることを邪魔していませんか？

　「当然、自分に責任がある」思考の例を以下に書いてみましょう。

脳はラジオに似ている、というのを思い出してください。あなたの邪魔する思考を見極めて、減らしていくことは、一度に一つのラジオ局にチューニングできるようになるようなものです。あなたに影響を及ぼす邪魔する思考に気づくことは、回復にとって素晴らしい助けとなるでしょう。喪失へのものの見方は、人生において強力なネガティブ情動を作り出します。そのような見方は、あなたが自分の感じたことを許容することを難しくし、自分の情動を受け入れ許すことができないという誤った信念を強化します。こういったものが、このワークブックでこれまで明らかにしようと試みてきた、偽りの、邪魔する思考なのです。

ゴメス一家の場合

　この章を使って、カルメンとトニーは、自分の思考を眺め、理解し、それに適応するという難しい取り組みを始めた。

　カルメンは、自分が子ども時代から、いくつかの常習犯的思考を抱えてきたことを発見した。自分の考えは十分よいものでないとか、自分には何か役に立つところがないといった考えだ。カルメンにとって、ネガティブな思考の元凶を見つけていくことは大変な痛みを伴った。彼女は最初は躊躇した。その作業は、子ども時代に戻って、両親が、知らず知らずかもしれないが、彼女にネガティブなメッセージを与えてきたことを理解することになるからだ。しかし、過去を振り返ることで、彼女は輝かしい未来を見ることができた。彼女は、自分が娘のティナに送っているかもしれないメッセージに気づき始めた。彼女は自分のネガティブな思考と向き合い、もっとバランスのとれたものの見方を見つけることで、ティナに対してとても自然に、よりポジティブにかかわれるようになり始めた。そのことで彼女は安心できた。どういうわけか、ネガティブ思考のサイクルが壊れたことは、人間関係においても彼女を自由にした。

　自分の思考とその影響について学んだことは、トニーにとってもよい経験になった。情動の引き金となる思考を合理的に追って考えていくこ

とで、快適さを得られた。自分の気分が制御できない状態にある時に、そうした気分を感じる必要はないのだ。トニーはストレスや悲しみが襲ってきた時に、酒に頼らないことが容易になっていった。今や彼は、過去に、繰り返し積み重ねられてきたそれらの思考が、情動を耐えがたいほど強烈なものにしてきたことを理解した。現在、彼はそのような思考が襲ってくると、すぐに常習犯的思考であると認識することができる。合理的でない思考がどこからやってきたか、そしてそれが合理的なものでないことを知ることで、トニーはそうした思考の呪縛から自由になった。

　トニーは「根拠を考える」ワークシートを使って、よりバランスのとれたものの見方ができるようになることを楽しんでいる。トニーはこれまで、カルメンと言い合いをする時、アンバランスな思考のために、すべてをカルメンのせいにし、カルメンが自分を気にかけていないと考えてしまっていた。トニーはそのことに気がつけてよかったと思う。このワークシートを使うことで、トニーはそれらの思考は事実に基づいてはいないと理解し始めた。彼は、カルメンに対しての怒りが少なくなり、喧嘩の後も心を通わせることができるようになってきていることに気づいた。

　ティナもトニーの変化に気づいている。彼女は以前よりも夕食をともにするようになった。実際、ある晩などは、家族全員でボードゲームを楽しんだ。それは、これまで長い間なかったことだった。トニーは、少しずつだが家族が息を吹き返しつつあると感じている。

結 論

　忘れないでください。人生における問題の本当の原因は、あなたの情動ではないし、思考ですらもないのです。それはあなたが、それらに対してどう反応するかです。第1章で見てきたように、あなたの情動ごまかし法は、必ず失敗するばかりでなく、しばしばさらに悪い事態を招きます。思考と情動にこれまでと違う仕方で反応することは、人生を変える鍵になります。そこで次の章では、あなたの行動を扱っていきます。

Capter 3 Behaviors

第3章
行動

私たちは行動を通して何かを学ぶものだ。
他に道はない。

——ジョン・ホルト

　これまでのワークを無事こなすことができましたね。ゴメス一家同様、あなたは自分を依存や苦痛に縛りつけているパターンを変えようと励んでこられました。忘れてならないのは、これが学びのプロセスだということです。大切なのは、まず自分の感情に触れないようにしてきた方法とその理由を理解することです。その次には、自分の心が何を目論んでいたのか、そして自分の思考がどのようにして自身を抑え込んできたのかを理解しなくてはなりません。そういうわけで、本書はある順序を踏んで進んでいきます。まず、学びを進めるのに必要なスキルの基礎を築きます。しかし理解だけでは不十分なのは明らかです。真の変化は、**行動の変化**という次のステップに踏み出して初めて生じるのです。

弾をよける幽霊

　1990年に公開されたパトリック・スウェイジ主演の名画『ゴースト』（脚本ルービン）では、若い男性が殺されてしまいます。彼は、殺人事件を解決し、恋人を悲しみから立ち直らせようと地上にとどまります。そして数々の驚きの体験をします。なんと壁を通り抜けられるようになり、周りの誰も彼の声や姿に気づか

ず、彼の身体をすり抜けていくのです。それにもかかわらず、彼には自分が人間ではなく幽霊だということがまったくしっくりきていません。生前に当てはまった法則がもはやまったく役に立たないことを、なかなか理解できないままでいます。銃で撃たれると彼はパニックに陥り、あたかも危機一髪の出来事のように受け止めます。彼はいまだに古い見方にしたがって振る舞っており、弾丸は何の傷も残さず身体のなかを通り抜けていくことを忘れているのです。

　みなさんの人生に目を移してみると、さまざまな感情にも同じことがいえます。古い見方にとらわれていると、あなたは、それらの感情は自分に風穴をあけてしまうと考えるかもしれません。『ゴースト』の主人公が弾をよけたように、あなたの情動に対する反応が、それらを避けるという形をとったとしても、何ら不思議はありません。でも実のところ、これまで学ばれたように、情動はあなたにとって無害なのです。弾丸が幽霊にとって無害なのと同じです。静かに立ち止まって、しばし感情に注意を向ければ（そう、これまでみなさんが実践してきたことと正反対です）、それらは、木立ちの間をそよ風が吹き抜けるような滑らかさで通り過ぎていくでしょう。

　『ゴースト』の主人公にとってと同じく、あなたにとっても真実を知るだけでは十分ではありません。情動や思考への新たな理解が得られたとしても、自分の感情に対して以前と違った反応を起こすには、しばらくかかるかもしれません。行動の変化を起こすには長い時間を必要とするかもしれません。しかし、これまでの章で身につけたワーク——情動に気づき、思考を辿る——を使えば、新しい人生を生きるのに必要な、根本的な行動の変化へと続く理解が得られるでしょう。

自己成就予言（必ず当たる予言）

　第2章では、サンドラの感じている寂しさと、それに伴う思考について触れました。ここで、彼女の思考や感情に由来する行動とその影響に注目しながら、このケースをさらにくわしく検討してみましょう。

サンドラの物語再考

　サンドラが楽しい週末を一人で過ごしていると、突然心のなかがざわついて、「自分は長い間一人きりだった」と気づかされ、寂しさを感じ始めたことを思い出してください。寂しさの手近な解決法を見つけようとしているうちに、いろいろな情動までが浮かんできました。彼女の心は、「自分は駄目な人間だから」と

いった意味づけを試みたり、「誰かに電話するなんて意味がない。私と一緒に時を過ごしたいと思う人などいるわけがない」のような思考を繰り出して、さらなる心の痛みから彼女を守ろうとするのです。これらの思考は、気分の落ち込みや希望のなさといった、より多くの情動の引き金になりました。

　みなさんが第1・2章で学んだスキルをサンドラはまだ知らないものとしましょう。「犬を抱きしめる」こともなければ、一呼吸おいて上述の思考が現実と一致するのか吟味したり、よりバランスのとれた思考を見つけることもしていません。

　それらの思考や情動が浮かんだ結果、サンドラはどんな行動をとるでしょうか。カーテンを閉め、携帯電話の電源を切り、残りの週末を、テレビの前でマリファナとワインに明け暮れることを選びます。依存行動へと逃げ込むことで、サンドラはやっかいな思考や感情の一部を心から閉め出すことができます。これらは一時的な安らぎを与えてくれる情動回避的な手段ですが、長い目で見ればより多くの問題を彼女にもたらします。これらの行動の結果、サンドラにとって事態がどのように悪化するかを見てみましょう。

　誰かに電話をかけて仲間を見つける代わりに、週末を通じて一人で過ごすことにした結果、彼女の寂しさは増してしまいます。寂しさへの対処どころか、かえって逆効果です。さらに残念なのは、サンドラはこれまでマリファナを控えようと頑張っていたということです。今や彼女の心は、「週末をこんなふうに過ごすなんて、自分はなんと弱くて愚かなのか」という思考で溢れかえっています。サンドラの心は、「自分は誰からも一緒にいることを望まれないダメ人間なのだ」という筋書きを勝手に作り出しているのです。

　サンドラの自己不信が増すにつれて、職場の人たちと目を合わせたり話をしたりすることがますます少なくなるかもしれません。また同僚たちは、「サンドラは他のみんなと距離をおいているから、きっと一人にしておいてほしいんだろう」と思うかもしれません。これが、いわゆる自己成就予言と呼ばれるものです。自己成就予言、すなわち「必ず当たる予言」では、あなたの行動があなたの恐れる状況を実際に招いて、恐怖は現実のものとなってしまいます。サンドラの行動は、彼女が最も恐れる状況を本当に作り出しているのです！　同僚たちだって人間ですから、拒絶されるのは嫌なものです。彼らは「どうせこないだろうから、今度のクリスマスパーティに彼女を呼ばないほうがいい」と考えるかもしれません。サンドラは自分がパーティに呼ばれなかったことを知って、ずっと心のなかで自分に語っていたことは紛れもない真実だったと確信するでしょう。「やっぱりみんな私を好きじゃなかったのよ。彼らに近寄らなくてよかったわ。さもないと、もっと嫌な目に遭っただろうから」。

062 **Part.1** 主要な考え方とスキルを知る

| エクササイズ 3.1 | **自分の行動を振り返る** |

　以下の余白か自分の日記に、次の質問の答えを書き出してみましょう。人生を根本的に変える旅に出たばかりだということを心に留めつつ、自分の経験をよく考えましょう。自分の昔の行動や経験がやっかいに思えても心配いりません！　あなたは、新しい生き方を築く歩みの途中にいるのです。もうそうした行動をとる必要はありません。

1. 寂しさを感じた時のことを書いてください。

　_____

2. あなたはサンドラのように一人で閉じこもりましたか、あるいは一緒にいてくれる誰かを探しましたか？

　_____

3. もし一人を選んだのなら、どのような特定の思考が、誰かと一緒にいるのをためらわせたのでしょう？

　_____

4. その思考からどんな感情が生まれましたか？

　_____

5. 一人の場合、または誰かと一緒の場合、その行動の結果はどうでしたか？

　_____

6. 長い目で見て、その行動はあなたにどのような影響を与えましたか？

　_____

7. あなたの行動は、どのようにして自己成就予言と呼ばれる現象（自分の行動が、一番恐れていた結果を招いてしまう）につながるのでしょう？

　_____

反対の選択

　思考や感情に対するサンドラの反応が、さらに多くの問題を引き起こしていることは、容易に見てとることができます。これらの行動——一人で終日引きこもり、ドラッグやアルコールに溺れて同僚から距離をおく——は、サンドラの人生をますます困難で理想とはかけ離れたものにしてしまいます。では、彼女がこれとは異なる選択をしたらどうなるでしょう？　彼女がまったく反対の道へ進んだら、何が起こるでしょう？　彼女はどこへ行き着くのでしょう？

　ここから、**反対の選択**と呼ばれるスキルが重要になってきます。このスキルは、マーシャ・リネハンによって1993年に開発された弁証法的行動療法（DBT）の理論に基づいています。DBTは、みずからの強烈な感情の扱いに難渋し、衝動的で不健康な選択をしてきた人たちへの援助に、高い効果があることが立証されています。もしも思考や感情に反応してあなたが好ましくない方向へ導かれてしまうのであれば、このスキルはあなたに、これまでとは違った世界を用意してくれるはずです。反対の選択をするとは、自動的な反応に抗って行動することを意味します。それはあなたを、どこか違うところへ連れていってくれます。

　これまでの人生の積み重ねのなかで、あなたは種々の経験に対して、一定の反応の仕方を作り上げています。誰かに怒りを覚えた時は、叫んだり、泣いたり、怒鳴り散らしたり、黙ってしまうかもしれません。疲れた時には、家でゴロゴロするか、昼寝をするか、エネルギーを高めようと運動するかもしれません。どのような場面でどのように行動するかはまちまちであっても、衝動的でお決まりの反応の仕方があるはずです。その方法はかつては役立っていましたが、サンドラ同様、今やあなたが望む方向とは反対の結果をもたらしてしまうかもしれません。

　人生を振り返れば、情動（およびそれに伴う思考）に突き動かされて後悔した経験に思い当たるでしょう。私たちの行動は、感情や思考よりも重要です。なぜなら行動は周囲に影響を及ぼすからです。それは人との関係を変化させ、経験を形作り、人生の道のりを決定します。これまで学んできておわかりのように、行動は思考と感情の産物といえます。では、否定的な思考や強力な感情の影響で自分を害するような行動をとってしまいそうな時、いったいどうすればよいのでしょうか？　まさにこの時こそが、反対の選択をする絶好のタイミングなのです。

　種々の情動へのよくある反応と、その反対の行動をとる方法を、表にして64—65頁に示しました。それが最善だと考えられる時だけ、反対の道を選んでください。自分に尋ねてみましょう。「反対の選択はよい結果をもたらすのか？」と。

罪悪感と恥

よくある反応	反対の反応
くよくよ考えて、ますます自分を否定する思考に陥る。	その状況を招いた要因のうち、自分の側にはどこまで非があるのかはっきりさせる。
依存や強迫のような、有害な行動に走る。	エクササイズ 2.3「根拠を考える」ワークシートを用いて、不合理な思考への陥りやすさを改善する。
感情のもととなるもの（人、状況、神など超越的な存在）を回避する。	過ちを謝罪する。直接の謝罪が不可能か好ましくなければ、たとえば、あなたや誰かにとってやっかいなことになりそうなら、投函しない謝罪の手紙を書いてみる。
自分はそれに値しないと考えて、健康や幸福など、人生におけるよいものの追求をやめる。	事態を好転させられないか検討し、可能なら実行する。 過ちから学び、人生は学びのプロセスであることを思い出す。完璧である必要はない！この次には違った選択をするチャンスがある。 自分を許し、前へ進む。よいものを求めて奮闘し、成長を続ける。

落ち込みと悲しさ

よくある反応	反対の反応
孤立する。友人・家族・社交の場を避ける。	気が乗らなくても、友人や家族と一緒に過ごすことにする。
もはや楽しさを感じられないので、普段楽しんでいたことをやめる。	ほんの 2 ～ 3 分であっても、社交の場に立ち寄る。顔を見せることは、あなたが仲間のことを忘れていないメッセージとなる。
閉じこもってテレビを観るか、終日寝て過ごす。	たとえ見せかけであっても、鏡に向かって微笑んでみる。
きちんと食べない（食べ過ぎ、小食、不健康な食事内容）。	活動的になる。散歩する、体操教室に参加する、家で DVD に合わせて体操する。長く歩けそうもなければ、まず運動靴を履いてみる。1 区画を歩いて、どんな感じか見てみる。大丈夫そうなら、もう少し長く歩いてみる。 人の役に立つ方法を見つける。自分には、人に貢献できるところがたくさんあることを思い出す。友人に電話をして、近況や何かしてあげられることはないか尋ねてみる。自分から出かけていき、役に立てそうな場所を見てみる。

[第3章] 行動　065

怒りと不満

よくある反応	反対の反応
自分の正しさを力説する。自分の正しさを思い知らせようと何度も同じ話を繰り返す。	相手の立場から状況を眺めてみる。相手の言い分を理解する。話を聴き、そのなかに、なるほどと思える部分がないか考える。「正義と幸福と、どちらが大事？」という格言を思い出す。
自身の言い分や、なぜ問題の相手・状況が間違っており悪質で愚かなのかについて語ることに、多くの時間を費やす。	相手の気持ちを推し量る。相手のことを大目にみる。
叫ぶ、悲鳴をあげる、唸る、怒鳴る。	ゆっくりと深呼吸する。
物を投げる、叩く、壊す。	なりゆきに任せる。(たとえ気に入らなくても)あるがままの状況や相手を受け入れる。
怒って出ていく、立ち去る、相手を避ける。	非難するかわりに、自分を鎮める努力をする。何が自分を緊張から解放し寛がせてくれるかを思い出す。
ふさぎ込む、無口になる、離れて行動する、頭にくる相手を無視する。相手を無視して、あえてつらくさせる。	(誇りをもてる仕方で) 穏やかに対処する用意ができたと感じたら、問題の状況に取り組む。相手を非難することなく、包み隠さず正直に、自分の抱く不満について議論する。

恐怖

よくある反応	反対の反応
避けろ！　自分を不安にさせる物事から離れる。	接近せよ！　自分を不安にさせることをやってみる。
新しい試みをしない、新しい場所へ行かない、人付き合いをしない、物事を共有しない、誰にも近づかない。	心地悪くても、不安にさせることを繰り返しやってみる。リスクを引き受ける。生じる感情に気づいていて、それらに耐えられることを思い出す。新しいことを試み、拒絶されることを厭わない。人生を十全に生きる。
怒り出す（怒るのは怯えるよりも安全に感じる）、そして「怒りと不満」で挙げられた仕方で行動する。	恐怖とともにいる。あるがままにする。恐怖は、人生そして人間であることの一部だと理解する。
心が状況を理解しようとするなかで作り上げる不合理でバランスの悪い思考にこだわる。事実を確認することなしに、心が語りかけることを信じ込む。	エクササイズ 2.3「根拠を考える」ワークシートを用いて、思考のバランスをとる。恐怖は根拠があるものか、心がただ作り出したものか、もしかするとそれらが少しずつ合わさったものかを、自分で判断する。
依存行動を含む、不健康な情動回避的手段のどれかに訴える。	恐怖に対し行動化せず、反応するにとどめる。自分の判断と、学んできたスキルを信じる。

066 **Part.1** 主要な考え方とスキルを知る

　行動が違うと、結果も違ってくることを忘れないでください。情動に対して反対の反応を選べば、まったく新しい人生への道が開けるかもしれません。

エクササイズ 3.2	**反対の選択をする練習**

　ではここで、いつもの反応が裏目に出てしまう状況を五つ考えてみましょう。それは、（駐車スペースが見つからなかったとか、隣家の物音で早く目が覚めてしまった、といった）後味の悪い些細なことや、仕事上の問題、人間関係のトラブルかもしれません。要するに、あなたの人生のなかで、うまくいっていない分野を選ぶことになります。下記のスペースを使って、これらの状況とそれが引き起こす感情について考えてみてください（第1章に戻って、自分の情動への理解を深めるために行ったエクササイズを振り返ってもよいでしょう）。続いて、いつもの行動の結果、反対の反応を選んだ場合の行動、反対の行動から起こり得る結果を、記入してください。

【1】
状況：＿＿＿＿＿＿＿＿＿＿＿＿＿＿＿＿＿＿＿＿＿＿＿＿＿＿＿＿＿＿
情動：＿＿＿＿＿＿＿＿＿＿＿＿＿＿＿＿＿＿＿＿＿＿＿＿＿＿＿＿＿＿
いつもの反応あるいは行動：＿＿＿＿＿＿＿＿＿＿＿＿＿＿＿＿＿＿＿
結果：＿＿＿＿＿＿＿＿＿＿＿＿＿＿＿＿＿＿＿＿＿＿＿＿＿＿＿＿＿＿
反対の行動：＿＿＿＿＿＿＿＿＿＿＿＿＿＿＿＿＿＿＿＿＿＿＿＿＿＿＿
起こり得る結果：＿＿＿＿＿＿＿＿＿＿＿＿＿＿＿＿＿＿＿＿＿＿＿＿＿
生じ得る情動：＿＿＿＿＿＿＿＿＿＿＿＿＿＿＿＿＿＿＿＿＿＿＿＿＿＿

【2】
状況：＿＿＿＿＿＿＿＿＿＿＿＿＿＿＿＿＿＿＿＿＿＿＿＿＿＿＿＿＿＿
情動：＿＿＿＿＿＿＿＿＿＿＿＿＿＿＿＿＿＿＿＿＿＿＿＿＿＿＿＿＿＿
いつもの反応あるいは行動：＿＿＿＿＿＿＿＿＿＿＿＿＿＿＿＿＿＿＿
結果：＿＿＿＿＿＿＿＿＿＿＿＿＿＿＿＿＿＿＿＿＿＿＿＿＿＿＿＿＿＿
反対の行動：＿＿＿＿＿＿＿＿＿＿＿＿＿＿＿＿＿＿＿＿＿＿＿＿＿＿＿
起こり得る結果：＿＿＿＿＿＿＿＿＿＿＿＿＿＿＿＿＿＿＿＿＿＿＿＿＿
生じ得る情動：＿＿＿＿＿＿＿＿＿＿＿＿＿＿＿＿＿＿＿＿＿＿＿＿＿＿

[第3章] 行動 067

【3】

状況：＿＿＿＿＿＿＿＿＿＿＿＿＿＿＿＿＿＿＿＿＿＿＿＿

情動：＿＿＿＿＿＿＿＿＿＿＿＿＿＿＿＿＿＿＿＿＿＿＿＿

いつもの反応あるいは行動：＿＿＿＿＿＿＿＿＿＿＿＿＿＿

結果：＿＿＿＿＿＿＿＿＿＿＿＿＿＿＿＿＿＿＿＿＿＿＿＿

反対の行動：＿＿＿＿＿＿＿＿＿＿＿＿＿＿＿＿＿＿＿＿＿

起こり得る結果：＿＿＿＿＿＿＿＿＿＿＿＿＿＿＿＿＿＿＿

生じ得る情動：＿＿＿＿＿＿＿＿＿＿＿＿＿＿＿＿＿＿＿＿

【4】

状況：＿＿＿＿＿＿＿＿＿＿＿＿＿＿＿＿＿＿＿＿＿＿＿＿

情動：＿＿＿＿＿＿＿＿＿＿＿＿＿＿＿＿＿＿＿＿＿＿＿＿

いつもの反応あるいは行動：＿＿＿＿＿＿＿＿＿＿＿＿＿＿

結果：＿＿＿＿＿＿＿＿＿＿＿＿＿＿＿＿＿＿＿＿＿＿＿＿

反対の行動：＿＿＿＿＿＿＿＿＿＿＿＿＿＿＿＿＿＿＿＿＿

起こり得る結果：＿＿＿＿＿＿＿＿＿＿＿＿＿＿＿＿＿＿＿

生じ得る情動：＿＿＿＿＿＿＿＿＿＿＿＿＿＿＿＿＿＿＿＿

【5】

状況：＿＿＿＿＿＿＿＿＿＿＿＿＿＿＿＿＿＿＿＿＿＿＿＿

情動：＿＿＿＿＿＿＿＿＿＿＿＿＿＿＿＿＿＿＿＿＿＿＿＿

いつもの反応あるいは行動：＿＿＿＿＿＿＿＿＿＿＿＿＿＿

結果：＿＿＿＿＿＿＿＿＿＿＿＿＿＿＿＿＿＿＿＿＿＿＿＿

反対の行動：＿＿＿＿＿＿＿＿＿＿＿＿＿＿＿＿＿＿＿＿＿

起こり得る結果：＿＿＿＿＿＿＿＿＿＿＿＿＿＿＿＿＿＿＿

生じ得る情動：＿＿＿＿＿＿＿＿＿＿＿＿＿＿＿＿＿＿＿＿

　次に、反対の反応を選ぶこのスキルをいつ用いるかに焦点を当てましょう。反対の反応をすべきかいつもの反応をすべきかは、どうやってわかるのでしょうか？

価値観

　自分の行動が望み通りの結果につながるのか、あるいは反対の行動を選ぶ時が

やってきたのかを理解するには、まず自分の**価値観**をはっきりさせておかなくてはなりません。自分の価値観に焦点を当て続けていることは、アクセプタンス＆コミットメント・セラピー（ACT）の鍵となる構成要素でもあります。スティーブン・ヘイズ（2005）によって開発された ACT は、やっかいな思考や感情を抱えながらも、人生をみずからの価値観にしたがって生きる助けとなるように工夫されています。次のパートでは、あなたの価値観を掘り起こして明確にするお手伝いをします。自分にとって何が最も大切かを知っていれば、地に足をつけたまま順調に進むことができます。人生の一歩一歩の足取りを導いてくれるのです。自分はどんな人間になりたいのか、そしてどんな人生を送りたいのかを理解するためのよいチャンスです。それではゆっくり時間をかけて、以下のワークに取り組みながら、徹底的に考え抜いてみてください。

エクササイズ 3.3　誕生日のお祝い

　自分が何に価値を見出すのか見つけるのがとくに難しいと感じるのなら、このエクササイズから始めるのがよいでしょう。あなたが、長く充実した人生を過ごしたとしましょう。あなたは自分の人生に誇りをもっています。十分に長生きしたので、あなたのために誕生日のパーティが開かれます。その場で家族や友人に囲まれているとしましょう。誰かが立ち上がり、みなの前に出てスピーチを始めます。その人物は、あなたの生き方、あなたの愛した人々、あなたの経験、そしてあなたが人々に与えたものについて語るでしょう。あなたがどういう人物かがわかる物語を話すのです。では、この人にどんな話をしてもらいたいですか？　自分をどのように描写してほしいでしょう？　振り返ってどんな人生であってほしいでしょう？　自分でスピーチの原稿を書くのなら、自分の日記を参考にするとよいでしょう。

　あなたが本当に価値を見出していることについて、このエクササイズで何がわかったでしょうか。以下のスペースを使ってあなたの考えを書き出してください。

_____

_____

[第3章] 行動 069

| エクササイズ 3.4 | あなたの価値観を明らかにする |

　このエクササイズを通じて覚えておいてほしいのは、ここではあなたが望む人生を手に入れることがテーマだということです。あなたはこれまで、とりわけ依存の病にとらわれていた時には、人生における大切な多くの側面を置き去りにしてきたかもしれません。だからといって、あなたはそれらに価値を見出していないわけではありません。例を挙げると、あなたは自分が依存に陥っている時期に、愛する人たちに繰り返し嘘をついてきたかもしれません。それでも、あなたが正直であることに価値を見出していないことにはなりません。あなたは今、新しい生き方を実現すると心に決め取り組んでいる最中であり、どうすればそれが可能になるかを学んでいるのです。これは、自分にとって最も重要なもの、そして新しい人生において最も価値をおくものを、自分の力で整理するよい機会です。

　「価値分類」の下にある空欄に、それぞれの価値が、あなたの人生において何を意味するのかを書き入れていってください。例として、「健康」の項目では、「毎日欠かさず服薬する」「歯医者に行く」「運動をする」かもしれません。「家族」の項目では、「週末に子どもたちと遊ぶ」「週に一度母に電話をかける」かもしれません。「信仰」の項目では、「聖書を読む」「毎日の瞑想」かもしれません。ここで大切なのは、これらはあなたがこれまで行ってきたことである必要はないということです。それは、あなたの価値観に沿っていかに新たな人生を組み立てていくかで決まるのです。

　はじめに、以下に示された価値分類のリストを見てください。各分類の例を参考にして、あなたの考えが浮かびやすいようにしましょう。それぞれの価値についてよく考えたら、あなたの人生において重要な価値のトップ3を選んでください。その三つが同じくらい重要ということもあるでしょうから、それらのなかで順番を決める必要はありません。次に、残りの価値分類をその重要さにしたがって、2番目から11番目まで順位づけしてください。あなたにとっては、どれもこれも重要かもしれませんが、ここでの目的は、自分にとって何が最も重要かを明確にすることです。そうすれば、ピントがずれることはありません。

価値分類

【家族】
・家族と多くの時間を過ごす、家族の希望を優先する、健康で幸福な家庭生活を築く、良好な家族関係の形成・維持に励む
・自分の場合：＿＿＿＿＿＿＿＿＿＿＿＿＿＿＿＿＿＿＿＿＿＿＿

【職業倫理／仕事や学業での成功】
・定刻に出勤する、仕事に励む、仕事にプライドをもつ、出世する
・自分の場合：＿＿＿＿＿＿＿＿＿＿＿＿＿＿＿＿＿＿＿＿＿＿＿

【経済的責任】
・遅滞なく請求を払う、借金を完済する、適切な経済的選択をする、不要な物を買わない
・自分の場合：＿＿＿＿＿＿＿＿＿＿＿＿＿＿＿＿＿＿＿＿＿＿＿

【学習／成長／発達】
・新しいことを学び続ける、自分を高める、人として成長する
・自分の場合：＿＿＿＿＿＿＿＿＿＿＿＿＿＿＿＿＿＿＿＿＿＿＿

【誠実であること】
・どんなことがあっても真実を話す、自分と他者に正直である
・自分の場合：＿＿＿＿＿＿＿＿＿＿＿＿＿＿＿＿＿＿＿＿＿＿＿

【信仰】
・宗教的な生活を送る、宗教的コミュニティのなかで活動的でいる、宗教的に敬虔で満たされていると感じる
・自分の場合：＿＿＿＿＿＿＿＿＿＿＿＿＿＿＿＿＿＿＿＿＿＿＿

【禁酒・断酒】
・依存の対象から距離をおいている
・自分の場合：＿＿＿＿＿＿＿＿＿＿＿＿＿＿＿＿＿＿＿＿＿＿＿

[第3章] 行動　071

【尊敬】
・周囲の人から敬意をもって扱われる、尊敬されていると感じる、他者を尊敬する
・自分の場合：＿＿＿＿＿＿＿＿＿＿＿＿＿＿＿＿＿＿＿＿＿＿＿＿

【友情／社会的かかわり】
・大切なかかわりを育む時間を設ける、友人と時を過ごす、友人の要望を優先する
・自分の場合：＿＿＿＿＿＿＿＿＿＿＿＿＿＿＿＿＿＿＿＿＿＿＿＿

【恋愛／親密な関係／結婚】
・パートナーとの健全な関係を見出し、保ち、よいものにしていく
・自分の場合：＿＿＿＿＿＿＿＿＿＿＿＿＿＿＿＿＿＿＿＿＿＿＿＿

【奉仕活動／ボランティア】
・世界に恩返しをする、自分の属するコミュニティの役に立つ、社会に貢献する
・自分の場合：＿＿＿＿＿＿＿＿＿＿＿＿＿＿＿＿＿＿＿＿＿＿＿＿

【社会】
・教会、寺院、クラブ、スポーツチーム、その他の集会のような社会の一員として時を過ごす
・自分の場合：＿＿＿＿＿＿＿＿＿＿＿＿＿＿＿＿＿＿＿＿＿＿＿＿

【冒険／自発性／楽しみ】
・ゆったりとバラの香りを嗅ぐ、人生を楽しむことを優先する、新しいことを試す、娯楽の時間をつくる
・自分の場合：＿＿＿＿＿＿＿＿＿＿＿＿＿＿＿＿＿＿＿＿＿＿＿＿

【健康】
・適切な食事を摂る、運動する、十分な睡眠をとる、健康を保つ、必要なら病院へ行く、肉体的健康に重きをおく
・自分の場合：＿＿＿＿＿＿＿＿＿＿＿＿＿＿＿＿＿＿＿＿＿＿＿＿

072 **Part.1** 主要な考え方とスキルを知る

| エクササイズ 3.5 | **価値観を振り返る** |

　先ほど選んだ人生で最も大切な三つの価値分類を見て、それぞれについて以下の質問に答えてください。いつものように、日記に書くかたちでさらなる振り返りをしたくなるかもしれません。

1. 過去のどんな行動が、あなたにとって価値がありましたか？
行動 a：＿＿＿＿＿＿＿＿＿＿＿＿＿＿＿＿＿＿＿＿＿＿＿＿＿
行動 b：＿＿＿＿＿＿＿＿＿＿＿＿＿＿＿＿＿＿＿＿＿＿＿＿＿
行動 c：＿＿＿＿＿＿＿＿＿＿＿＿＿＿＿＿＿＿＿＿＿＿＿＿＿

2. あなたが価値をおくこれらの事柄をより重視するために、今日からどのように生活を変えることができますか？
行動 a：＿＿＿＿＿＿＿＿＿＿＿＿＿＿＿＿＿＿＿＿＿＿＿＿＿
行動 b：＿＿＿＿＿＿＿＿＿＿＿＿＿＿＿＿＿＿＿＿＿＿＿＿＿
行動 c：＿＿＿＿＿＿＿＿＿＿＿＿＿＿＿＿＿＿＿＿＿＿＿＿＿

3. 過去に望ましくない行動をとってしまった時を振り返って、その時どのように振る舞っていればあなたの価値観に沿うことになるでしょうか？
行動 a：＿＿＿＿＿＿＿＿＿＿＿＿＿＿＿＿＿＿＿＿＿＿＿＿＿
行動 b：＿＿＿＿＿＿＿＿＿＿＿＿＿＿＿＿＿＿＿＿＿＿＿＿＿
行動 c：＿＿＿＿＿＿＿＿＿＿＿＿＿＿＿＿＿＿＿＿＿＿＿＿＿

カイルの物語

　　カイルが職を失ったのは、断酒して 63 日目のことだった。解雇はまったく予想していなかった。彼の上司が解雇の予定を数週間前から知っていたとわかり、苛立ちがいっそう募った。いつもならカイルは、上司を罵り、椅子を床に投げつけて部屋を出て、バーに直行しただろう。そして夜通し酒を飲み、バーが閉まったら千鳥足で仲間の家に行って上司を罵り、また飲むのが常だった。

　今のカイルには、無言で立ち上がり部屋を出ていくことしかできない。彼は心のなかで、「落ち着け、落ち着け。この男から転職先への推薦状をもらわないといけない。落ち着くんだ」と繰り返す。いつもとは違う対応をすることで、カイル

は、これまで馴染みのなかった自分をコントロールできている感覚を体験し、そのことを喜ばしく感じる。それでも彼は、この先の数日間はもちろん、その日の晩を酒なしでどうやり過ごせばよいのかわからない。

カイルは家に帰るとカウチに身を預けテレビをつけて、「ビールを2〜3杯飲むのはそんなに悪いことだろうか」と考え始める。きっと以前のようにはならないだろう。それに、こんなにひどい一日を過ごした自分を誰が責められるだろうか？

カイルは、コーヒーテーブルの雑誌の山の下にワークブックが置いてあるのに気づく。回復への取り組みからしばらく経っているので、本は少し埃っぽくなっている。本の多くのページには、すでに書き込みがしてある。カイルは何気なくページをめくって、「価値観」のセクションに行き当たる。家族に価値を見出すことについて書かれた部分を読み返して、彼の心に何かがこみ上げてくる。時間があれば、甥のところに車で出かけてみるのはどうだろう。その子たちは自分にとって、どんなに大切だろうか。「結局は自分次第なんだ」と彼は考える。「こんな時、ビールが欲しくなっていた。そう、これまでいつもしてきたことといえばバーに行くことだ。でも、違う選択もある。妹に電話をかけて、訪問の予定を立てることもできる。昔と同じように行動する必要はない。自分は、以前の自分ではなく、自分がなりたい人間になることができる」。

反対の選択について、さらに学ぶ

自分の価値観に対して理解が深まったところで、もう一度、「反対の選択」という考え方に立ち戻ってみましょう。思い出していただきたいのは、反対の選択は、情動や思考への自動的な反応が自分の価値観に沿わない時に用いるスキルだということです。あなたの普段の行動があなたを望ましい人生——最も価値をおく人生の側面——から遠ざけてしまうようなら、反対の選択は最良の指針となるでしょう。

スカイダイビングを例に考えてみましょう。飛行機から飛び出す時、あなたは強烈な情動を体験するかもしれません。恐怖のことです。たいていの人は回避をもって恐怖に対応します。つまり、恐怖を生じさせている源から遠く離れるのです。回避は、恐れを抱いている人が本能的にとる行動です。それゆえ、恐怖への反対の選択は、恐怖の源とまっすぐ向き合うことを意味します。どちらが適切な行動かを知るには、どうすればよいのでしょうか？　ジェイムズとスチュアートの二人の事例から、この点を明らかにしていきましょう。

【ジェイムズの場合】

引き金：スカイダイビング

情動：恐怖

この情動への通常の反応：回避

この情動への反対の反応：接近

関連のある価値観：家族（子どもが生まれたばかり。妻は私のダイビングを望まない）、健康（最近の心臓病の心配）、友情／社会的かかわり（友人との絆を強めるよい経験に思える、断ればからかわれるだろう）、冒険／楽しみ／自発性（素晴らしい経験になるかもしれない。自分に合うかどうかはわからないが）

価値観に沿った決断：本能にしたがう、参加しない

【スチュアートの場合】

引き金：スカイダイビング

情動：恐怖

この情動への通常の反応：回避

この情動への反対の反応：接近

関連のある価値観：友人（いつも親友とこのような経験を共有したい）、学習／成長／発達（自分に挑戦する新たな方法）、冒険／自発性／楽しみ（怖さを感じたとしても、人生において、より多くの興奮と新しい何かを経験することは損にならない）

価値観に沿った決断：反対の選択をし、恐怖を我慢して、やってみる

　ご覧のように、ジェームズとスチュアートは、同じこと（スカイダイビングに行くか否か）について選択せねばならず、それについて同じ感情（恐怖）を抱きましたが、結局は異なる選択をしました。みずからの価値観を列挙することで、二人はそれぞれに合った道を見つけることができたのです。

| エクササイズ 3.6 | **価値観に基づいて選択する** |

　このワークシートを用いて、あなたが生活のなかで下す選択について整理してみましょう。これは、自分の価値観について、そして理想の人生への道程から外れないためにできることについて、考える練習になります。

[第3章] 行動 | 075

【例】

選択すること：義理の妹が仕事を探す間、彼女をわが家に住まわせるか否か

関連する価値観とその内容：家族（家族はお互い助け合うべきだと思う／自分の家族の幸せも確保したいので、彼女にはわが家に大きなストレスを持ち込まないでほしい）、経済的責任（うちは、ちょうど借金を返しきるところで、それは私にとってとても大事なことだ／彼女を助けることが、うちの負担になり過ぎないだろうか？）、尊敬（もし彼女が真剣に職探しをしなければ、私は、「利用された」「敬意を払われていない」と感じるだろう／私は彼女に、家事を手伝うことと、真剣に自立しようとすることを示すよう求める）

とり得る行動：彼女の同居を許すが、内心腹を立て、彼女が歓迎されていないとの印象を与えてしまう／「あなたは私たちと暮らすことはできない」と彼女に伝える／彼女にどのように家事を手伝い、仕事を探し、私たち家族とうまくやってもらいたいかを話してから、彼女の同居に同意する

価値観に基づいて選んだ行動：私の心配、私にとって価値のあること、私が彼女に期待することについて、彼女と率直に話し合った後に、彼女を家に招くことにする。そうすることで、もし話し合いが実を結ばず、彼女が去ることになっても、少なくとも私は最初から隠しごとがなく正直だったことになる

【あなたの反応】

選択すること：＿＿＿＿＿＿＿＿＿＿＿＿＿＿＿＿＿＿＿＿＿
＿＿＿＿＿＿＿＿＿＿＿＿＿＿＿＿＿＿＿＿＿＿＿＿＿＿＿＿＿

関連する価値観とその内容：＿＿＿＿＿＿＿＿＿＿＿＿＿＿＿
＿＿＿＿＿＿＿＿＿＿＿＿＿＿＿＿＿＿＿＿＿＿＿＿＿＿＿＿＿

とり得る行動：＿＿＿＿＿＿＿＿＿＿＿＿＿＿＿＿＿＿＿＿＿
＿＿＿＿＿＿＿＿＿＿＿＿＿＿＿＿＿＿＿＿＿＿＿＿＿＿＿＿＿

価値観に基づいて選んだ行動：＿＿＿＿＿＿＿＿＿＿＿＿＿＿
＿＿＿＿＿＿＿＿＿＿＿＿＿＿＿＿＿＿＿＿＿＿＿＿＿＿＿＿＿

結論

忘れないでください。ある行動が自分の価値観に沿っているかどうかを判断す

るのは、あなた自身です。自分がどのような人生を過ごしたいかを決めるあらゆる権利は、あなたのものなのです。この章に取り組んだ結果、自分がふだん感情にどのように反応しているかを、よく理解できたと思います。また、自分の価値観が明確になり、人生の方向性を決定するうえで行動がいかに重要であるかということに気づき始めたことでしょう。

　次のマインドフルネスの章では、つらい感情やストレスにうまく対処できるようになることが目標です。第4章を読み、エクササイズに取り組み、推奨された行動を試みるにつれて、困難な状況下でも落ち着いて対処できるという感覚が得られることでしょう。自分を傷つけるような仕方で突き動かされるのではなく、みずから感情への反応を選ぶことができるようになるでしょう。たとえ難しい局面であっても、正しい選択が可能になるでしょう。これらのスキルを身につけておけば、あなたを価値ある人生に導く選択がより容易になるはずです。

ゴメス一家の場合

　この章に取り組みながら、トニーとカルメンは各々の行動を整理し、どんな行動が理想とは異なった「自己成就予言」につながってしまうのかを明らかにすることに励んでいる。

　トニーは日記を書くことに抵抗があった。彼は日記に慣れていなかったし、「日記を書くなんて男のすることじゃない」という考えの持ち主だった。しかしカルメンにそのことを話すと、彼女は「日記を書きたいか否かはあなた次第だけれど、一度書き始めてみて、本に書いてある通り本当に役に立つのかを見てみるのもよいのでは」と、トニーに気づかせてくれた。トニーは試しに日記をつけてみて、よい感触をつかむ。紙に書くことは、「反対の行動を選択する」のような新しいスキルが、いかに道理にかなっているかを理解する助けとなる。また書くこと自体がゆっくり考えることにつながり、それが大いに役立っている。ストレスの多い日々のなかで、トニーの思考はあまりにも速くめぐるので、彼自身それについていくことがほとんどできない。日記を通して、トニーはワークブックの内容が身につくのを実感している。彼は学んだアイデアを見事に実践し、新しい行動がもたらす変化を経験することができている。

　この章でカルメンに最も役立っているのは、価値観の探求である。価

値観を眺めてみて、本来送りたい人生からいかに自分が遠のいてしまったかに気づく時、初めは動揺もする。彼女は日記を使って、浮かんでくる感情を処理するためにさらにいろいろと書き出してみる。彼女は、人生をあるべき方向に戻すべく、今日から始められる行動について、自分に課題を課す。「経済的責任」の価値分類にしたがって、カルメンは借金を少しずつ返す決心をする。返済には長い時間がかかるものの、この価値観に基づいて日々小さな決断を重ねていけることを、彼女は知っている。また、毎日夕食の後に家族で近所を散歩することにして、「健康」と「家族」の価値分類の目標を合わせて達成できるようにしている。

　時々カルメンはこれらの課題に疲れて、テレビの前でボーっとできたらどんなに楽だろう、と思うことがある。そんな時、ティナが明るい色のマジックで描いた絵が目に入る。カルメン、トニー、ティナの3人が家族で散歩をしていて、彼らの上に浮かぶ雲のなかにはエージェーがいる。その絵を眺めた夜、カルメンは延々と泣き続ける。でも、その時の感情から逃げようとはしない。エージェーについて、そして彼がいかに大切だったかについて、思いをめぐらせる。おそらく、彼女にとってあまりにも大切であったがゆえに、彼を失った時、彼女は進むべき道を見失ったのだろう。今家族が前に向かって進んでいることが彼女にはわかっていて、それが彼女自身の歩みを後押ししてくれている。

Capter 4 Mindfulness

第4章
マインドフルネス

波を止めることはできないが、
それに乗る術を身につけることはできる
——ジャック・コーンフィールド

　健康と幸福に関連する思考、感情、行動を知るために、上質な時間を過ごしましたね。ここからは、やっかいな行動から回復し、喪失に関連する感情に対処することに役立つもう一つの重要なスキルについて見ていきます。

　そのスキルは、**マインドフルネス**と呼ばれます。マインドフルネスは古くからある教えです。その考えは瞑想の一環として仏教から始まりました。30年以上前、ジョン・カバットジン（2005）は、マインドフルネスのスキルが、がん患者のストレス緩和を助けることに気づき、マサチューセッツ大学医学部（University of Massachusetts Medical School）でマインドフルネスストレス低減法（MBSR）のプログラムを始めました。他の医療関係者・保健福祉関係者も、あらゆる種類の問題を援助するためにマインドフルネスを使い始めました。マインドフルネスによって改善できるものとしては、深刻な感情的問題、うつ病、不安、双極性障害、慢性疼痛、悲しみ、さらには小児や10代の問題行動があります。

　この章では、マインドフルネスを学習するための具体的なスキルを紹介します。第8章でもっとスキルを学ぶことができますが、ここではスキルの基礎を築くことを始めていきます。マインドフルネスを理解することで、これらのスキルがもたらす信じられないほどの恩恵を、より早く受けとることができます。さあ、始

めましょう。

決めつけずに心を観察する

　科学者たちは、地球上の新しい生物を発見すると大喜びします。まったく新しい生物を調査すること以上に興奮することはありません。好奇心が目覚め、彼らは観察を始めます。彼らは新しく発見した生物の生態を調査します。どのように生まれ、どのくらい長く生きるのか。彼らはその生物が何を食べ、どこで眠り、外界とどのように交流するかを慎重に、注意深く観察します。彼らはこの生物に「良い」「悪い」のラベルを貼りません。彼らはただ魅了されています。彼らはその生物を、最大限の注意を払って、決めつけることなく研究し、次のように言います——「なるほど、君はそんなことをするのだね」と。

　マインドフルネスの冒険を始めるには、あなたは、自分自身の心を発見する科学者にならなくてはなりません。まず、自分の心に初めて出くわしたところを想像します。そして、自分の心の動き方を想像します。心が異なる状況にどのように反応するのか、心があなたの気分にどのように影響するのか観察します。あなたは今、好奇心をもった、自分の心の観察者です。このスキルを始めるために以下のエクササイズを試してください。決めつけることなく観察することは、最初は簡単ではないかもしれません。実のところ、それはとても大変なことかもしれません。（あなたが学んでいるすべてのスキルのように）たくさんの練習が必要でしょう。

エクササイズ 4.1　あなたの心を観察しましょう

　このエクササイズを 5 分間実践してみましょう。アラームをセットするか、時計をすぐそばにおいてもかまいませんが、時間は気にしないようにしましょう。心地よい椅子に座ってもよいですし、横になってもかまいません。目を閉じて、自分が意識できる注意すべてを思考に注ぎます。

　今、自分がジャングルのなかにいる科学者だと仮定してください。あなたは木陰で休み、ジャングルのなかにある空き地を観察します。あなたは、どの動物が次に空き地を通過するのかと思い、好奇心をもって、根気強く、穏やかに静かに待ちます。

　そのジャングルのなかにある空き地は、あなたの心のようなものです。こ

[第4章] マインドフルネス | 081

れから、そこに湧いてくる思考を観察します。

　思考がやってきたらそれに注意を向けます。それを判断したり、批判したり、変えようとしたりしてはいけません。それを眺め、観察します。動物が空き地を通過するのに任せるようなものです。そして、その思考が過ぎ去ったら、次の思考を待ちます。最初はこれを行うのは大変なのが当たり前だということを忘れないでください。あなたが動物（思考）のうちの一つをジャングルのなかまで追いかけてしまい、知らぬ間に空き地をすっかり見失っていることに気づく、ということは大いにありえます。それでいいのです。また空き地に戻ってきて、落ちついて、観察を続けるだけです。あなたの唯一の課題は、決めつけることなく観察することです。

架空のライオン

　人間は驚異的な存在です。私たちは夢を見たり、想像したり、熟考したり、創造したりする力をもっています。これら素晴らしい能力がなければ、私たちが暮らす広大な都市を作る計画を立て、実現することは決してできませんでした。自分と向き合ったり、過去を熟考したりする能力なしでは、私たちは、過去の失敗から学ぶことや、過去の経験を活かして判断することはできなかったでしょう。記憶や想像はとても素晴らしい能力です。しかし、それらは利益になるだけでなく、時に有害になります。それは、そうした記憶や想像が私たちを「今」「この瞬間」から引き離し、タイムトラベルに送りこんでしまう時です。

　不安についてじっくり考えてみましょう。不安は、脅威に対する自然な反応です。扁桃体は、脳内にあるアーモンドの形をした構造で、危険に遭遇すると、「戦うか、逃げるか」反応を進めていきます。つまり、心拍数を上げたり呼吸回数を上げたりして、危険と戦うのか逃げるのか、あなたの身体を準備するのです。私たちがライオンに囲まれて暮らしていた当時は、この機能がとても役立ちました。捕食者から首尾よく逃げることができる技術はとても有用です。しかしおそらく、あなたの道を脅かすようなジャングルの動物がたくさんいる、ということはありません。あなたに汗をかかせたり、震えさせたり、息を荒くさせる「戦うか、逃げるか」反応を生じさせる不安の多くは、ただ単にあなたの心に**認識された**脅威への反応です。私たちが「架空のライオン」と呼ぶこれらの思考は、多くの場合、あなたがタイムトラベルをしているサインです。

　これらの「架空のライオン」について考えてみましょう。

- 昨日のミーティングはまったくうまくいかなかった。すごく恥ずかしかった。
- もし仕事が見つからなかったらどうしよう。きっと両親のもとに引っ越すことになってしまう！
- 遅刻しそうだ。彼らはみんな私に怒るに違いない。すでに彼らの顔が見える！
- 昨夜、彼女はとても動揺した様子だった。僕と別れるつもりだろうか？

　これらの思考に、差し迫った問題はどれもないということに気づいてください。どれも過去に起こった問題か、将来起こるかもしれない問題です。日々の「架空のライオン」は、あなたをストレスフルな状態におき、ついには疲れ果てさせます。あなたの身体は、これらの思考一つひとつを脅威として、危険な状態にある合図として経験します。仮に私たちがジャングルのなかで生活したとして、ライオンがすべての道にいるでしょうか。健康で、心地よく、安全である時でさえも、多くの人が、日々の生活に圧倒されたとしても不思議はありません。

　あなたがストレスや不安を感じている時、自分自身にこう問いかけてください。「私は架空のライオンに追いかけられているのだろうか？」。今この瞬間、戦うか逃げるか、その選択が必要な差し迫った問題があるのかどうか、自分自身に尋ねてください。確認してみると、驚くほど、問題は何もないことに気づくことが多いでしょう。あなたは、ただ屋内の椅子に座っているだけです。寒さに凍えたり、燃えるような暑さのなかにはいません。餓死しそうになったり、失血死しそうになったり、腫れ物に覆われたりしていません。あなたの生活には、差し迫った危険はありません。実際には自分が心地よい状態であることにあなたは気づくかもしれません。ただ呼吸をして、これらのストレスや不安が「架空のライオン」であると認識するよい機会です。あなたは安全で、すべてうまくいっているのです。

マインドフルネスの実践

　「架空のライオン」に近づかない最もよい方法は、タイムトラベルをやめることです。これを行う唯一の方法は、今この瞬間と結びつくことです。

　あなたは、マインドフルネスを実践することによって、この瞬間への気づきを達成することができます。あなたはこれから、現在にとどまり「今ここにいる」ことを可能にする、基本的なマインドフルネスの実践方法を学びます。これは、ストレスを減らす素晴らしい方法です。なぜならば、まさに今ここで、あなたはライオンから解放されるだろうからです。こうしたエクササイズは、他の有用なマインドフルネスのスキルと同様、マッケイら著『弁証法的行動療法実践トレー

［第4章］マインドフルネス 083

ニングブック（*The Dialectical Behavior Therapy Skills Workbook*）』でも見つけることができます。

エクササイズ 4.2　空間を想像する

　気が散るもののない部屋に静かに座ります。このエクササイズを行っている間は、カーテンや部屋のドアを閉めるとよいでしょう。この部屋のなかの空間を、これからくわしく見ていきます。空間が限られているほうがその作業は簡単になるでしょう。

　部屋のなかを丁寧に観察します。部屋にある物については考えませんが、それらの物の周りの空間について考えます。物の下にある空間、上にある空間、物と物の間にある空間について考えます。小さなヒビの間にある空間、家具の上を流れる空間について考えてみましょう。床から天井までの空間について考えてみましょう。この空間にひたすら集中します。これらの物の周りに、どのくらいの空間があるのか感じてください。部屋の端から端まで、どのように空間が流れているか想像しましょう。あなたの身体の周りの空間について考えましょう。それから、あなたの身体のなかの空間について考えましょう。空間で満たされたあなたの肺や鼻孔、外耳道について考えましょう。この部屋の空間とあなたの身体の空間とのつながりについて考えましょう。この部屋を流れる、呼吸のたびにあなたの身体を出たり入ったりする空気について考えましょう。

　毎日5分間、練習しましょう。練習すればするほど、あなたは自分の周りの空間と自分自身とのつながりを感じ始めるでしょう。このつながりを感じることは、架空のライオンに脅かされている時でさえも、あなたが地に足をつけ、現在にとどまり続けることに役立つでしょう。

エクササイズ 4.3　対象を注意深く観察する

　部屋のなかから対象物を一つ選んでください。ありふれた何かで結構です。実際、平凡な物が役に立ちます。最初は、その対象物に触れる必要はありません。両目を使い、その対象物を注意深く観察してください。その縁、形状、そして大きさを観察してください。なめらかなのか、ザラザラなのか、熱い

のか冷たいのか、重いのか軽いのか、目で見て判断してください。自分の目で、隅々までその対象物を吟味してください。その対象物のすべての色を感じてください。さあ、それを持ち上げてみましょう。持ち上げられないならば、触れてください。それを抱えて、触れて、どう感じるでしょうか？　質感や重さは、最初の自分の判断と合致していましたか？　見た目から予想したのに比べて、それは大きかったですか、小さかったですか？　外見からは気づかなかった部分はありましたか？　今度はそれらに注意を払ってください。それらを注意深く観察し、感じ、その対象物の上に手を伸ばして、まるで今まで一度もそれを見たことがないみたいに、さっと手で触ってみましょう。

エクササイズ4.4　音を数える

　マインドフルネスの練習を始めると、最初のうちはきっと簡単に気が散ってしまうでしょう。実際、これは常に挑戦しがいのある課題です。あたかもジャングルの空き地を通り過ぎる動物を観察するように、どのように自分の思考を観察したのかを覚えているでしょうか？　動物の群れ全体が、あなたの心を踏み荒らすことがあります。1匹を追いかけてジャングルを通り抜けてしまい、途中で迷子になってしまわないようにするのはかなり難しいことです。マインドフルネスの実践は、思考によって気が散らされないようにすることでは決してありません。気が散って注意が逸れたら、それを引き戻すことが大切なのです。練習を始めた最初のうちは、どのくらいの時間であれ、注意を集中するのはとくに難しいので、これから述べる方法が役に立つでしょう。

　椅子に5分間座ってください。時計に注意を払う必要がないように、タイマーを使用するのがよいでしょう。目を閉じて、耳をすませてください。部屋の音に細心の注意を払ってください。聞こえてくる音を数えてください。もし心がさまよい始めたら、この瞬間に意識を戻してください。あなたの周りの音に集中し続けます。音を判断はしないことを忘れないでください。ただ気づいて、音を数えて、時間がくるまでこれを練習し続けてください。

［第4章］マインドフルネス | 085

| エクササイズ4.5 | 注目し、魅了される |

　日々の活動のうち、もはやあなたを魅了しないものはたくさんあります。それらは平凡なものになり、あなたは意識をタイムトラベルさせ、意識することなく通り過ぎます。しかし、もしあなたがこの地球に生まれたばかりで、すべての事柄が初体験だったなら、永遠に魅了され続けることでしょう。子どもは、地面に落ちた秋の葉っぱや、車が洗車される時の感覚や音といった、とても単純なことで喜ぶものです。彼らは、この瞬間を生きる才能をもっています。もしあなたが平凡な活動にこの種の魅力を感じて注目することができるのであれば、今のこの瞬間をまったくの驚きをもって経験できるでしょう。

【シャワーを浴びる】身体にお湯の熱を感じ、バシャバシャと跳ねる音を聞き、身体の各部位にお湯が落ちてくる感覚に注意してください。手のひらに石けんを置き、そこにあることを感じてください。重さ、形、手に持った時の感触を感じてください。水で溶かした石けんの香り。それはどのようなにおいですか？　鼻腔と喉に水蒸気が入る感覚を感じてください。
【皿を洗う】1回で1枚の皿を洗ってください。その他のものに目を向けず、手に持った皿のみに意識を集中してください。皿の重さ、その皿の端の鋭さを感じてください。ザラザラしているのか、なめらかなのかを確かめてください。手にかかる水、温度、洗剤の泡に注目してください。あなたがどこに立っているのか、あなたの身体は部屋のどこにあるのかに注意してください。足を地面につけて、そこにとどまってください。皿を洗う時の音に注目してください。すべての瞬間を、完全に、ただそのまま感じます。
【庭仕事】あなたの手につく土を感じてください。手触り、温度、湿っているのか乾いているのかに注目してください。大地と植物の香りを感じてください。身体に当たる新鮮な空気、そよ風、太陽の感覚を感じてください。深く空気を吸い込んでください。

　あなたが生活のなかで、実際にしっかり行うことができる活動を三つ考えてみましょう。

活動A：＿＿＿＿＿＿＿＿＿＿＿＿＿＿＿＿＿＿＿＿＿＿＿＿＿＿＿＿＿

086 **Part.1** 主要な考え方とスキルを知る

活動Ｂ：＿＿＿＿＿＿＿＿＿＿＿＿＿＿＿＿＿＿＿＿＿＿＿

活動Ｃ：＿＿＿＿＿＿＿＿＿＿＿＿＿＿＿＿＿＿＿＿＿＿＿

エクササイズ4.6 　身体のなかへ

　身体はタイムトラベルすることはありませんから、マインドフルネスにとって素晴らしいものです。たとえあなたの心がどうであっても、身体は確実にそこにあります。身体をできるだけ使ってください。身体の内側に意識を向けていきます。すべての部分を感じてください。つま先から始めましょう。つま先を小刻みに動かし、感じてください。つま先を使って、靴下や、靴の内側を感じます。次に足首に注意してください。足を持ち上げた時の、足首のもつエネルギーに注意してください。火照っていますか、安定していますか、重たいですか？　膝に注意してください。曲げて伸ばしてください。動いている最中の、関節を感じてください。胴体と背中を感じてください。暖かいですか、ひんやりしていますか？　お腹は、ゴボゴボ動いていますか、激しく動いていますか、静かですか、止まっていますか？　背中は、ずきずき痛みますか、やわらかいですか、リラックスしていますか、力強いですか、緊張していますか？　身体から空気を出したり入れたりする呼吸を感じてください。胸の心臓の鼓動を感じてください。首と肩に注目してください。張りつめていますか、リラックスしていますか？　腕と手首を感じてください。指を小刻みに動かしてください。握りこぶしを作った後、手を開いてください。手を開いた時の感覚を感じてください。喉とそのエネルギーを感じてください。きついですか、やわらかいですか？　口の内部を感じてください。舌と歯を感じてください。鼻、目、まぶたに注意してください。ゆっくり瞬きしてください。耳の内部、頭頂部のエネルギーを感じてください。身体全体、生きているという感覚、今のあなたに起こっているすべてのことに気づきましょう。

　毎日5分間練習してください。マインドフルネスの他のエクササイズと同様に、あなたが練習すればするほど、身体のなかにある自分自身を感じ始めるでしょう。身体を感じることは、この瞬間に戻ることに役立ち、あなたの生活に穏やかな感覚を与えてくれるはずです。

呼吸の仕方

　深い水のなかを泳いでいる感覚を想像してみましょう。突然、息が切れそうになり、水面に出ようと足を動かす感覚を想像してください。空気中に飛び出し、呼吸ができた時、どんな感覚であるか想像してください。肺に空気が入ってきて、あなたは息を吹き返しました。その最初の激しい呼吸は、あなたの生に対する愛を力強く表しています。呼吸は生命です。それなしには生きていけません。

　残念なことに、多くの人は呼吸を、その力と癒しを制限する方法で行っています。あなたがどのような呼吸を行っているか知るために、このテストをしてみてください。椅子に座り、片方の手を心臓に置き、もう片方をへそに置きます。普通に呼吸をしてみましょう。動いているのはどちらの手ですか、あるいは、どちらの手がもう一方の手に比べてより動いていますか？　それはへそに置いたほうの手ですか、胸に置いたほうの手ですか？

　もしあなたが頻繁にストレスや心配ごとを抱えているなら、あなたは胸から呼吸しているかもしれません。このような呼吸の仕方は、浅く薄い呼吸になり、あなたが受け取る生命の酸素の量を制限してしまいます。お腹からの呼吸を学ぶことで、あなたの人生のストレスはかなり減少します。なぜならあなたは自然に穏やかになり、よりくつろげるからです。

　もう一度練習しましょう。椅子に座り、それぞれの手を心臓とへそに置きましょう。へそに置かれた手に注意を向けましょう。目標はこの手を呼吸のたびに動かすことです。この運動では、深い呼吸を意識しないことが大切です。なぜなら、この方法は時に、人をぜえぜえと呼吸させてしまうからです。「ゆっくり、穏やかに。ゆっくり、穏やかに」と繰り返し唱えてください。鼻を通して腹の奥深くまで空気を浸透させてください。「ゆっくり、穏やかに」。空気がお腹に深く沈んでいくにつれ、お腹が膨らむのを感じてください。

　気が散ることのない静かな場所でこの練習を始めてください。1回につき1分で始め、最低週に1回は行ってください。次に、1回につき5分に増やしてください。さらに1週間後、外出している時、いつもより気が散る時などに、呼吸に注意を払うことを始めてください。銀行の列待ち、仕事のミーティング、友人との食事中、「ゆっくり、穏やかに」を繰り返してください。ストレスや不満、不安を感じた時、自分の呼吸の状態をチェックしてください。おそらく、あなたは胸の呼吸に戻ってしまうでしょう。その時には、呼吸に集中し、お腹の呼吸に戻る時間をとってください。

徹底的な受容（ラジカルアクセプタンス）

「徹底的な受容（ラジカルアクセプタンス）」は禅から取り入れられた概念です。それは、臨床心理学者で心理学教授であるマーシャ・リネハン（1993）によって広められました。彼女は、強い情動と破壊的行動を経験しているクライエントに取り組んでおり、生活を変化させるための方法が必要だと感じていました。そこで彼女は、クライエントがさまざまなことを決めつけないで、ただ経験できるように、「徹底的な受容」の考え方を開発しました。2003年、同じく臨床心理学者でマインドフルネス瞑想仏教を指導するタラ・ブラックは、そのコンセプトを拡大しました。その目的は、他者や自分自身、自分の感情、あるいは現在の瞬間のあらゆることを決めつけない技術を、他の人たちが学べるようにすることでした。あなたが学んだ通り、マインドフルネスは決めつけることのない観察です。「徹底的な受容」は、穏やかで共感的なやり方で、「あるがまま」を抱えるスキルです。

> **クリスティーの物語**
>
> クリスティーは、夫が、彼の情事が原因で出て行った後、特別にイライラすることに気づいていた。銀行に長蛇の列ができていたり、食料雑貨店の駐車スペースが少ないと、すぐに彼女は怒り、不満に感じた。クリスティーはマインドフルネスの実践を始めた。「徹底的な受容」の考えを学び、「今のこの状況には必然性がある」と受け入れることができるように、興奮の瞬間にゆっくりと立ち止まることを始めたのだ。銀行の長蛇の列は、我慢し、受け入れられるものになった。駐車場のスペースを見つけられない時は、不満の代わりに、評価せずにこの経験を観察するようにした。そしてただ、前に向かって動くことを続けた。日々の出来事に抵抗するよりも、むしろ受け入れるようになった時、彼女はすばらしい平穏を見つけ、イライラは消え去った。「徹底的な受容」を規則的に行うようになったクリスティーはやがて、日々の生活で生まれる小さな不満だけでなく、離婚のような痛みまでも受け入れられるようになった。彼女はこういった経験を人生の旅路の一部として受け入れ始め、評価されたり、あがいたりするものではなく、単に落ち着きと優雅さをもって歩んでいく経験であると思えるようになった。

「徹底的な受容」の実践方法の一つに、「あるがままに」を繰り返すというものがあります。はじめに、以下のエクササイズを行ってください。最初は、あなたが激しい怒りやフラストレーションを感じていない時に練習するのがよいでしょう。将来的には、激しい感情が出現している時でも「徹底的な受容」を実践でき

[第4章] マインドフルネス | 089

るでしょう。しかし、このスキルを学ぶ最初の間は、小さいイライラから始めるほうが賢明です。

エクササイズ4.7 **あるがままに**

　目を閉じてください。意識を自分の胸に集中してください。吸い込んだ息が肺に入っていくのを感じ、息が肺から出ていくのを感じてください。次のことを心に留めてください。「あるがままに。自分で選んだわけではないかもしれないが、これがあるがままの姿なのだ。私はそれを受け入れられる。それを否定するのはエネルギーの浪費だ。たとえその目的や意味を理解できなくても、私はこの状況を、まさにそうである必要があるものとして受け入れることができるし、受け入れるだろう」。

　このマインドフルネスのエクササイズは、強い衝動を感じた時、1分間だけ実践してください。このエクササイズは、あなたが状況や出来事を決めつけることなく受け入れることを可能にします。1日に何回も実践可能です。『マインドフルネスを始めたいあなたへ（*Wherever You Go, There You Are*）』でジョン・カバットジン（2005）は、「マインドフルネスはシンプルだが、簡単ではない」ととても的確に述べています。このエクササイズは、情動的に熱くなって自動的に道を外れてしまう前に、あなた自身を捕まえておく方法を教えてくれます。このエクササイズを行っていけば、健康的になるために自分のエネルギーを自由に使え、スムースに一日を過ごすことができるようになるでしょう。

　なぜ、受容はとても大事なのでしょうか。それは、今この瞬間を否定したり、それと争ったり、議論したりすることは無意味だからです。時間をつぶすことはできるかもしれませんが、ただエネルギーを浪費するだけです。**あるがままなのです。**このことを1日に数回あるいは1時間に何回も思い起こしてください。私たちの日々の生活のなかではフラストレーションは頻繁に起こってきます。普遍的な事実として、私たちは欲しいと思っているものを手に入れられません。さらに悪いことに、必要だと思っているものも手に入れられません。私たちのなかの何かが「現状に何らかの問題がある」と判断すると、現状に抗い、何か別の問題のないものに作り変えようとします。自分自身で決めて納得している世界のみが

「大丈夫だ」と確信している私たちは、エネルギーを費やし、疲労困憊します。こうした欲求不満と努力の最終結果は何でしょうか？　それはより大きな欲求不満、あるいはエネルギーの減退でしかなく、平穏ではありません。

『さとりをひらくと人生はシンプルで楽になる（*The Power of Now*）』の著者エリックハルト・トール（2004）は「ある状況に対して、有益な反応は三つだけだ」と指摘しています。その状況から「離れる」、状況を「変える」、状況を「受容する」です。これはもちろん、「受容」だけが答えではないことを意味しています。あなたの人生で、何かを変えていくためにエネルギーが必要になる時もあります。では、いつ「徹底的な受容」を実践すべきなのでしょうか？　それはどのようにしてわかるのでしょうか？　これは次のレッスン、「平安の祈り」につながります。

平安の祈り

この祈りは 12 ステッププログラムのなかでよく使われています。

神様、私にお与えください
自分に変えられないものを受け入れる落ち着きを
変えられるものは、変えてゆく勇気を
そして、二つのものを見分ける賢さを

多くの人はこの祈りについて「パーフェクトな祈り」と述べています。この祈りを自分に適した方法で使うことで、「受容」と「変化」のとてもよいバランスに近づくことができます。それは信じられないほどに自分で自分自身を癒す術にもなります。

声に出して、この祈りを読んでみてください。もし「神」というのがしっくりこなければ、自由にあなたの感覚にあった言葉に変えてください。あなたはこう表現するかもしれません——「私は平安を探し求めています……」、もしくは「変えられないものを受け入れ、変えられるものは変えていく勇気を、変えられないものと変えられるものの違いを見分ける目をもつことを」と。ここで重要なのは祈りのなかにあるメッセージです。完璧に唱える必要はありません。それを感じ、自分にどう働くかを見てください。

次に、1 枚の紙にその祈りを書いてください。もしあなたが言い回しを変えたいのなら、あなたの言いたい表現を書いてください。その紙全体を使ってくださ

い。マーカーやクレヨン、色鉛筆など、思いつくものを何でも使って、祈りを際立たせてください。そして、その祈りをあなたが一日どこにいてもわかる場所、壁やお風呂場の鏡、パソコンデスクなどに張り出してみましょう。もう1枚同じものを作って、財布やハンドバック、車のなかに畳んで入れておくのもよいでしょう。

　毎朝、これらの言葉を大きな声で唱えてください。寝る前にもまた唱えましょう。そうすると、すぐにこの祈りの言葉を覚えるでしょう。そうすれば、最も必要となる時に、祈りの言葉を唱えることができるでしょう。よくあるのはたとえば、あなたが自分でコントロールできない何か（交通状況や悪天候、他人の行動など）に不満を覚え、それを受け入れるのが最善であるような時です。あるいは、何か自分のコントロール下にあること（自分の周りの人への接し方、不健康な行動にふけることなど）を変化させるために、あなたが集中すべきような時です。つまり自分の価値観を思い出して、それに合った行動を起こすのが最善であるような時です。

> **ジョンの物語**　ジョンは、ギャンブル依存症のために家を失った。彼の子どもたちは、大学進学のため離れてしまった。もはや家族は同じ家で暮らしておらず、子どもたちはさらに遠くにいるように感じた。ある夜、ジョンは仕事でストレスの多い一日を終え、昔住んでいた家の近所を車で走っていた。彼は昔の家の前に車をとめた。新しい家主が庭を放置して荒れさせているのを見た時、苦痛と怒りが溢れてくるのを感じた。彼はこの家にそれほど誇りをもっていたのだ！

　圧倒されている感覚を抱いた彼は「平安の祈り」を思い出した。彼はダッシュボードのなかから祈りの書かれた紙を取り出し、それを大きな声で読み上げた。静かに呼吸をして、何度も何度も冷静になるまで繰り返し読み上げた。ジョンは、もはやこれは自分の家ではないし、そのことを受け入れなければならない、ということを知った。その事実について彼に何もできることはなく、あるがままにする必要があった。ジョンはまた、今妻と住んでいる小さなアパートについて考えた。その小さく荒廃したアパートに住んでいることに対する恥と絶望が、いかに自分から誇りを奪っているかということを。その考えを変えていくことが自分にできることだ、そうジョンは心に決めた。

　彼は今の居場所を改善していくために、新しいペンキや敷物、居間用の鉢植え、窓辺の花などをリストにして紙に書き出した。そして、アパートを改善していくことについて何か考えはあるか、妻に尋ねることにした。彼はまた、子どもたちの

ことを考えた。子どもたちが小さい頃に過ごしていた家を失って以来、自分がいかにますます彼らを遠ざけていたのかということを。彼は次の週末に何が何でも子どもたちそれぞれに電話をしようと決めた。ジョンは、身体が持ち上げられたように軽く感じ、平安を感じながら家に車を走らせた。

戦うか、逃げるか、それともFLOATするか

「戦うか、逃げるか」反応についてお話ししたのを覚えていますか？　ではここで、厳しい状況に陥った時の第三の選択肢を紹介しましょう。「FLOAT（浮かぶ）」というものです。これは、あなたが直面している困難な状況を乗り越えるために少し時間をとり、反応や決めつけをすることなく、何が起こっているかを観察するという考えです。ご想像のように、問題にすぐ反応する代わりに、問題のうえに「浮かぶ」のはとても有用なスキルです。FLOAT を覚えるのは簡単です。

Ｆは「静かな場所を見つける（Find your silent place）」。危機や争いのただなかにあってさえ、心のなかにはあなたがいられる静かな場所があります。この静かな場所に行くことで、あなたは呼吸したり、態勢を立て直したりできます。

Ｌは「決めつけを手放す（Let go of judgement）」。すでに学んできたように、自分や他人についての決めつけを保留することは、今この瞬間にあなたが立ち戻る一つの方法です。決めつけを手放すことは、依存行動からの長期的回復に向かう長い道のりを進んでいくために、あなたが実行し続けるスキルです。

Ｏは「思考を観察する（Observe your thoughts）」。あなたはこの章ですでにこれを始めているかもしれません。自分の思考を観察し、それがずっと続くものでないことを知ってほしいと思います。思考は行きかうものです。これを知っておくことはかなりの力になるでしょう。

Ａは「環境への気づき（Awareness of your environment）」。この道具によって、あなたは自分の周りで起こっていることに、より自覚的になれるはずです。

Ｔは「経験への感謝（Thankful for the experience）」。どんな経験であっても、そこから学べることはあります。ある経験に腹を立てるのではなく、それに感謝すると決めてみたらどうでしょう？　感謝の気持ちをもつことは、人生における難局に対処する新しいスキルを磨いていくために必要な、もう一つのパズルのピースです。

FLOAT の準備はできましたか？

［第4章］マインドフルネス 093

| エクササイズ4.8 | FLOAT ワークシート |

FLOAT ワークシートは、この新しいスキルを学ぶのに役立ちます。困難な状況の最中、あるいは困難な状況を経験する前や後でも使うことができます。FLOATの練習は、今日、来週と、毎日行いましょう。新しいスキルの道具箱にフロートを加えましょう。

【静かな場所を見つける】
　次のうちあなたが静かな場所を見つけるのに役立つものにチェックをつけましょう。あなた自身のアイデアも二つリストに追加しましょう。
☐ 否定的な意見にすぐに反応しないことにする。
☐ 反応する前に水を一口飲むようにする。
☐ 何も言わずに、どのくらい長く座っていられるか確かめてみる。
☐ _____
☐ _____

【評価や決めつけを手放す】
　次のうちあなたが決めつけを手放すために役立つものにチェックをつけましょう。あなた自身のアイデアも二つリストに追加しましょう。
☐ 自分自身に対してつらくあたらないように努力する。
☐ 今日、他者に批判的にならないにようにする。
☐ 多少疑わしくても人を信じてみるようにする。
☐ _____
☐ _____

【思考を観察する】
　次のうちあなたが自分の思考を観察するために役立つものにチェックをつけましょう。あなた自身のアイデアも二つリストに追加しましょう。
☐ ただ座り、自分の次の思考を注意深く見つめてみる。
☐ 自分自身の思考と戦うことを避けるようにする。
☐ 怖い考えから逃げないようにする。
☐ _____
☐ _____

【環境に気づく】

次のうちあなたが自分の環境に気づくために役立つものにチェックをつけましょう。あなた自身のアイデアも二つリストに追加しましょう。

☐ 部屋を見回すことができる。

☐ 壁の絵に集中することができる。

☐ 座っている椅子の肘掛けを感じるようにする。

☐ _____

☐ _____

【経験に感謝する】

次のうちあなたが経験に感謝するために役立つものにチェックをつけましょう。あなた自身のアイデアも二つリストに追加しましょう。

☐ みんなの助けに感謝する。

☐ 友だちが耳を傾けてくれることに感謝する。

☐ 家族のサポートにありがとうと言う。

☐ _____

☐ _____

よく頑張りました！ 新しいマインドフルネススキルの上達のために、FLOATワークシートを使い続けてください。

結論

この章では、あなたが生きていくうえでバランスをとるのに役立ついくつかのマインドフルネススキルを学びました。バランスをとることや平静さを見つけることは生涯にわたる実践です。平静さを経験していても、元に戻ってしまったと確信する瞬間もあるでしょう。しかし、スキルを練習し続ける限り、バランスがとれている瞬間はだんだん増えていくでしょう。あなたは、ずっと求めていた心の平穏を見つけることができるでしょう。そしてあなたは依存に屈することなくそれを見つけるでしょう。

[第4章] マインドフルネス　095

ゴメス一家の場合

　トニーとカルメンは、「架空のライオン」に追われるという考えについて学び、ストレスを受けた時に、脳や身体のなかで何が起こっているのか理解することは有益だと気づいた。自分たちの反応が普通だということを知るだけで、物事は少し楽になるのだ。二人はこの章の多くを一緒に行い、毎晩マインドフルネスのエクササイズを一つ練習する時間をとり、それぞれどのように感じるかについて少し話をすることに決めた。

　カルメンは、とくに「平安の祈り」がよいと感じた。彼女はそれを覚えるまで、毎朝毎晩、唱える練習をしている。彼女は、自分の人生が制御不能であると感じた時、「平安の祈り」を使って自分の神経を鎮め落ち着かせるのだ。彼女は画材を買って、祈りを書いたポスターを作るのをティナに手伝ってもらう。そして、2階にあるエージェーの昔の部屋の外側にそれを掛けた。トニーは祈ることにそれほど賛成しないが、彼ですら、それを見ることを好んでいる。

　トニーがこの章で気に入っているのは、FLOAT ワークシートである。F・L・O・A・Tの各文字を使うことは、それぞれのステップを覚えることに役立つ。このように物事をゆっくりにし、ストレスが襲ってきた時に何をすべきか知ることは、世界に変化をもたらすのだ。飲酒せずに、気分を和らげる方法があることを知ることで、トニーは大きな心の安らぎを得る。彼はいつでもマインドフルネスを練習しようという気にはならないが、そんなふうに思えることは容易でないこともわかっている。トニーは、マインドフルネスを実践することが違いを生むと知っているので、そのための時間をとろうとする。よいことは簡単にはやってこない。彼は第1章の「無感情」契約書について、そして、人生をより楽にするために最初アルコールを使ったことについて再び考える。すべてはより多くの痛みをもたらした。現在、彼は自分自身と新しい契約をしている。彼とカルメンは二人とも明るい未来に近づきつつある。

　ワークブック、パート1の終了です。痛みを伴う感情が生じても、心の平穏を保ち、よい選択をすることに役立つスキルの素晴らしい基礎を築きました。これでパート2に進む準備ができました。あなたは自分の喪失や依存についてしっか

り考え、対処し始めるでしょう。あなたはすでに回復する方向に、大きな進歩を
遂げました。前進し続けてください！

Part.2

パート2

喪失を
見つめる

Looking at
Your Losses

Capter 5 **Loss**

第5章
喪失

あなたの思いやりにあなた自身が含まれていない場合、
それは不完全である。

——ジャック・コーンフィールド

　あなたの人生は、部屋がたくさんある、とても大きな邸宅のようなものです。それぞれの部屋は隣の部屋より美しく見えます。人を招き入れるパーティのための部屋、仕事の部屋、くつろぐための部屋があります。景色の見えるベッドルームとジャグジー付きのバスルームがあります。あなたの人生のすべての部屋は、清潔で明るく、あなたの好きなもので満たされています。あなたは自由にそれぞれの部屋を移動し、景色やにおい、色を楽しむことができます。あなたの人生の始まりはそのようなものでした。

　しかしゆっくりと、静かに、何かが、あなたの家のなかで起こってしまいました。喪失が生じました。それは何度もあなたに訪れました。この後見ていくように、喪失は、死だけではなく、友情を失うこと、失職、裏切りによって失われた信頼など、あなたがわかる形で現れます。喪失は耐えがたい強い感情を伴うため、人生を混乱させたくないあなたは、それを押しのけようとしました。それはまるで、あなたの美しい家の部屋に喪失を押し込むようなものでした。あなたは、窓に板を打ち付けて、電気を消し、ドアに鍵をかけ、喪失をどこかにしまい込みました。

　あなたの人生のなかで、このような空間が、いくつもあるかもしれません。そ

して少しずつ、あなたの美しい家は封じられていきます。そうして、あなたの人生の一部が——まさにあなたの自己が——閉じ込められてしまうのです。今ではあなたは、完全に鍵をかけられた、決して入ろうと思わないたくさんの部屋がある邸宅の一つの小さな部屋のなかで、身動きがとれないかもしれません。

　この本の目標の一つは、それら鍵をかけられた部屋に、一つずつ入室していくことです。喪失を悲しむプロセスを通して、あなたを一歩一歩、最終的には人生や経験を自由に謳歌できるよう導きます。それぞれの部屋に入り、蜘蛛の巣をきれいにとり、家具の埃を払い、床を拭くといったような、悲しみのプロセスを想像してみてください。このワークブックで学んでいるマインドフルネスその他のスキルを通して、あなたは、美しい家のそれぞれの部屋に窓を見つけるでしょう。そしてこれらの暗い空間に、新鮮な空気と日差しをもたらすことができるでしょう。

　自由な場所を得るために、あなたは学ぶ必要があります。あなたはすでに、この本の初めの自分自身に対する約束を守りました。それは誇りに思ってよいことです！　自分の人生を、新しく、よりよい方向に動かすための行動をとる意思があなたにあることを示しています。この章では、喪失に向き合うやりがいのある取り組みを開始します。喪失を同定し、それを紙に書き出し、探索します。あなたは喪失を光のなかに持ち込むでしょう。それでは始めましょう！

「喪失」とは何か

　この章の少し後に、喪失の種類リストがあります。一見すると、リストは何の意味もないように思えます。それはおそらく、こうした経験をした時に、あなたがそれを「喪失」であるとは考えていなかったからです。苦痛を伴い、人生は何だか逆さまのようであると感じ、それはわかっていたものの、「喪失」という言葉はおそらく浮かんでこなかったでしょう。それは物事を見る独特の方法だからです。ほとんどの場合、「喪失」という言葉を聞くと死を考えますが、実際のところ、人生の過程では多くの重大な喪失があります。

　喪失を定義するよい方法があります——あなたが何かにお別れをした時、それを「喪失」だと考えるのです。人間関係や生まれ育った家、仕事、学校や街に、さよならを言うことがあります。プロ野球選手やプロのピアニストになれないことに気がついた時も、夢に対してさよならを言ったかもしれません。幼い頃、あなたは、自分の無邪気さにさよならを言うように強制されたかもしれません。誰かが、何かが、トラウマを通してあなたの子ども時代を奪ってしまったかもしれ

ません。それは喪失です。それは重く、怒る怪物のような喪失です。あなたは、結婚したり、幼稚園に行く子どもにさよならを言ったかもしれないし、その同じ子どもが大学に入る時にもさよならを言ったかもしれません。もしかしたらあなたは、新しい仕事をする心づもりをしていたのに、（あなたを採用するという）電話が鳴らずに日々が過ぎ、その希望にさよならを言わなければならなかったかもしれません。

　あなたがわからなかったとしても、これらすべての経験が喪失であり、自分では気がつかないうちに悲嘆反応を引き起こします。なぜなら、そう、誰が生まれ育った家にさよならを言うためにお葬式をするでしょうか？　誰が友だちを集めて離婚を悼むでしょうか？　あなたの人生で、喪失のために本当に悲しんだことはおそらくないでしょう。しかし、それでも、あなたは考えているかもしれません——「それがどうかしたの？」。

なぜ古い喪失を見つめるのか

　イントロダクションで見たように、このワークブックの目標は、回復と健康を長期的に持続させることです。現在の依存行動と、その原因となった最近の喪失を見つめます。そして、過去に失ったことを考え、それらを癒します。重要なことは、喪失は喪失をいっそうひどくするということです。喪失は、それ自体が積み重なっています。それは、瘢痕の薄い層で覆われているだけの古傷に似ています。別の喪失に襲われると、すぐに再びズキズキと痛み、出血するのです。回復が長続きするためには、その根源を癒す必要があります。

　たった今見たように、最も重要な喪失は子ども時代に起きています。早期のトラウマや虐待は、さまざまなことを引き起こします。すべての子どもたちに認められている、穏やかで、安全で、幸せである権利を奪います。早い時期にトラウマを経験した場合、安全感や自尊心、周囲への信用や信頼の喪失といった悲痛な喪失に苦しむことになるでしょう。壊れやすく、それらの喪失を潜り抜ける力のない若い日のあなたは、必要な形で癒されることはできませんでした。

　最も重要な課題は、今、振り返って、それらの古い傷を癒すことです。悲しむことを知らなかった若かりし頃の自分自身を、今、あなたは助ける力をもっています。あなたは人生におけるすべての喪失を正面から見つめ、それらの喪失から離れ、そうすることで、引き続く依存の行動パターンから離れる力をもてるでしょう。

クリスティーナの物語

クリスティーナの父親はアルコール依存症で、クリスティーナやきょうだいの前で母親を虐待していた。父親が階下を通る音を聞くと、クリスティーナはベッドの下に隠れた。そういうことはとてもよくあり、彼女は毎晩ベッドの下で眠ってしまった。彼女は「私は小さなぬいぐるみの犬を枕として使いました」と説明する。「私は、まだ、ベッド下のにおいを覚えています。屋根裏部屋のような、かびくさいにおい。寝始めた時、私は小さくなっていたに違いありません。そこに眠っている私を誰も見つけられない、と思ったのを覚えています。8歳の頃には、もうそこには収まることができませんでした。それが私の最初の喪失の一つだったでしょうか。私は隠れ場所を失いました。そして私は、父が離婚した後でさえ、安全だと感じたことはありませんでした」。

成長したクリスティーナは、弁護士として成功した。一方、彼女は離婚直後に、車のちょっとした事故に遭い、背中に後遺症を抱えた。数ヵ月で、クリスティーナは医者が処方したバイコジンという鎮痛剤を乱用し始めた。仕事は苦しく、友人との関係は緊張したものとなり友人は彼女から離れていったが、彼女は何としても薬の乱用をやめることができなかった。彼女は恐怖と戸惑いから、治療を受けることを望んだのである。

クリスティーナはいくつかの喪失を見つめ、それらを結びつけていく。彼女自身の離婚は、子ども時代からの苦しい思い出を引き出した。「私は、喪失は過去のものだと思っていました」と彼女は言う。「しかし──お恥ずかしいのですが──夫が出ていった夜、私はベッドの下で寝たいという衝動にかられました。実際に、うちで一番小さい部屋である客用の寝室で2ヵ月間寝ました。そこが昔の私の隠れ場所に最も近い場所だったからだと思います。その後、薬がいわば私の隠れ場所になったのだと思います」。

喪失を見る

喪失を見ると、おそらく、強い感情がすぐあなたに生じるでしょう。人生の、古い、苦痛な経験に立ち戻ると、不安になるかもしれません。あなたは本能的にこの章をまったく避けようとするかもしれません。あなたの心のなかに、以下のような考えが存在するかもしれません。

・これは愚かだ。
・こうしたことがわざわざ私を悩ませることはない。だから、それらについて決して考えない！

・この部分をスキップしてもかまわない。

・すべて過去のことだ。それについて考えることは無意味だ。

・すべてのそうした出来事に立ち戻ることは、かえって事を悪くするだろう。

　驚きましたか？　その作業を行っている時、常に、あなたを守ろうと、次から次へと思考が浮かんできます。第2章で学んだように、あなたの心は、あなたに最も利益をもたらそうとするでしょう。しかしそのせいで、あなたはしばしば道に迷ってしまうかもしれないのです。心は「この作業をしなくてよい」とあなたに伝えてきます。するとあなたは間違った道に入ってしまうのです。覚えていますか？　実際は「犬を抱きしめる」のが唯一回復する方法である時に、苦痛の感情を避けさせようとするのです。あなたは情動を許容することができます。あなたは、喪失とともにもたらされた恐怖、悲しみ、怒り、恥、心痛、すべての情動を経験できます。しかもそれで大丈夫なのです。

　この後のエクササイズを通じて、第4章で学んだマインドフルネスの実践を続けてください。セルフケアの練習として、健康的な方法で、リラックスし、くつろぐ助けとなることを行っていきましょう。もし、疲れ、疲弊し、落ち込んでいる感じがしたら、少しのんびりしましょう。あなたは、よりよい方向に進むために、チャレンジングで重要な作業をしています。そうした自分自身を信用しましょう。もしあなたの心が、過去の喪失を見ないように伝えようとしていたら、反対の反応を選択するチャンスです。あなたが価値を見出すものを忘れないでください。回復の道をもっと進んでいくことにつながる行動をとりましょう。なぜあなたがこの旅を始めたのかを確認し、次にあなたが考える健康に注目しましょう。将来にあなたが見ている健康な生活に注目しましょう。

| エクササイズ 5.1 | 喪失チェックリスト |

　以下の喪失リストについて考えてみましょう。あなたに大きな影響を与えたか否かに関係なく、人生のなかで失ったものに印をつけましょう。

☐ 失職

☐ 長期的な失業（アイデンティティ、希望、目的、モチベーション、意欲の喪失）

☐ 仕事を辞める

- [ ] 仕事での昇格もしくは降格
- [ ] 親の離婚／別離
- [ ] 離婚
- [ ] 流産
- [ ] 不妊症
- [ ] 中絶
- [ ] 養子縁組のために赤ちゃんを渡す
- [ ] 自分自身が養子になる
- [ ] 評判を損なう
- [ ] 報われない恋愛
- [ ] 大切な恋愛関係の破綻
- [ ] ペットの死
- [ ] ペットを捨てなければならない
- [ ] ペットの逃走
- [ ] 軍事的雇用
- [ ] 逮捕／留置所で過ごす時間（自由を失う）
- [ ] 刑務所で過ごす時間
- [ ] 精神疾患もしくは精神症状の発症
- [ ] 入院による精神科治療
- [ ] 入院によるアルコールもしくは薬物に対する治療／リハビリテーション
- [ ] 重篤なうつ症状／自殺念慮（希望の喪失）
- [ ] 高校の卒業
- [ ] 大学の卒業
- [ ] 大学院もしくは他の高等教育機関からの卒業
- [ ] 精神的危機／信念を失う
- [ ] 乳房切除
- [ ] 四肢の喪失
- [ ] 移動能力の喪失（歩いたり動いたりできない）
- [ ] 慢性病（健康の喪失）
- [ ] 難聴
- [ ] 視力の喪失／視覚の悪化
- [ ] 裏切られる／嘘をつかれる／操られる（信頼の喪失）
- [ ] 友人の転居
- [ ] 連絡がない／離れ離れになり友情を失う

[第5章] 喪失 | 105

- ☐ 口論や対立による友情の喪失
- ☐ 老化（若さ、元気、健康の喪失）
- ☐ 臓器もしくは関節を失う
- ☐ 運転免許の失効
- ☐ ホームレス（家を失う）
- ☐ 新しい家やアパートへの引っ越し
- ☐ 新しい町／市への引っ越し
- ☐ 新しい県への引っ越し
- ☐ 新しい国への引っ越し
- ☐ 外国に住む（文化的アイデンティティの喪失、自身の文化との接触の喪失）
- ☐ 家を失う
- ☐ 処女喪失
- ☐ 性的関心の喪失
- ☐ インポテンツ
- ☐ 親の依存症
- ☐ 親の精神疾患
- ☐ 父親の不在
- ☐ 母親の不在
- ☐ 軍隊からの解放
- ☐ 虐待（安全保障、安全、自尊心、信頼、アイデンティティの喪失）
- ☐ 身体的虐待
- ☐ 言葉による虐待／感情的な虐待／心理的虐待
- ☐ 性的虐待
- ☐ 夢の喪失（いつも夢見ていることが決して叶わないと気づく）
- ☐ 多大な経済的損失
- ☐ トラウマ：性的暴行
- ☐ トラウマ：身体的暴行や他の暴力的行為
- ☐ トラウマ：自然災害
- ☐ トラウマ：戦闘
- ☐ トラウマ：その他
- ☐ 親友の死
- ☐ 父親の死
- ☐ 母親の死
- ☐ 父方祖父の死

106 **Part.2** 喪失を見つめる

□ 父方祖母の死
□ 母方祖父の死
□ 母方祖母の死
□ 他の親しい家族の死
□ きょうだいの死
□ きょうだいが家を出る
□ 配偶者の死
□ 自分の子どもの死
□ 自分の子どもが家を出る／大学入学のため家を離れる
□ カウンセリング／治療の終了
□ その他の喪失：_____
□ その他の喪失：_____
□ その他の喪失：_____

| エクササイズ 5.2 | 喪失を特定する |

　上に示した、過去にあったかもしれない喪失のリストについて、あなたは
よく考え、自分が経験したものに印をつけました。次に、どの喪失があなた
にとってとくに重要であるかを特定してみましょう。あなたにとって重要で
あるかが問題なのであって、他の誰かにとって重要であるかもしれないこと
は少しも問題ではないことを覚えておきましょう。たとえば、猫が逃げ、家
に戻ってこないことは、ある人にとってはとても苦痛な出来事になるでしょ
う。一方で、違う家に引っ越したことのほうが、他の誰かにとっては苦痛か
もしれません。これはあなたの旅路です。あなたの課題は、正直にその喪失
を振り返り、自分にとって何が一番重要かを考えることです。
　喪失チェックリストに戻って、人生のなかで最も苦痛だった五つの喪失を
選んでみましょう。以下の空欄にそれぞれの説明を書いてください。

【例 A】
喪失：自分の母親の死。
簡単な説明：母親は心臓発作だった。私は 16 歳だった。

[第5章] 喪失 | 107

【例 B】

喪失：仕事を失った。

簡単な説明：2年前、採用されたがクビになった――今までで一番よい仕事
だった。

【あなたの回答】

喪失 1：＿＿＿＿＿＿＿＿＿＿＿＿＿＿＿＿＿＿＿＿＿＿＿＿＿

簡単な説明：＿＿＿＿＿＿＿＿＿＿＿＿＿＿＿＿＿＿＿＿＿＿＿

喪失 2：＿＿＿＿＿＿＿＿＿＿＿＿＿＿＿＿＿＿＿＿＿＿＿＿＿

簡単な説明：＿＿＿＿＿＿＿＿＿＿＿＿＿＿＿＿＿＿＿＿＿＿＿

喪失 3：＿＿＿＿＿＿＿＿＿＿＿＿＿＿＿＿＿＿＿＿＿＿＿＿＿

簡単な説明：＿＿＿＿＿＿＿＿＿＿＿＿＿＿＿＿＿＿＿＿＿＿＿

喪失 4：＿＿＿＿＿＿＿＿＿＿＿＿＿＿＿＿＿＿＿＿＿＿＿＿＿

簡単な説明：＿＿＿＿＿＿＿＿＿＿＿＿＿＿＿＿＿＿＿＿＿＿＿

喪失 5：＿＿＿＿＿＿＿＿＿＿＿＿＿＿＿＿＿＿＿＿＿＿＿＿＿

簡単な説明：＿＿＿＿＿＿＿＿＿＿＿＿＿＿＿＿＿＿＿＿＿＿＿

喪失の影響を探索する

　次のエクササイズでは、喪失があなたにもたらした本当の影響について探索し
ていきます。あなたは多くの人々と同じように、喪失を経験する苦痛を過去に押
し込もうとしたり、すぐに前に進もうとしたりするかもしれません。そうするこ
とで、これらの喪失から、あたかも部屋に鍵をかけるようにして離れようとする
かもしれません。あなたが気づかなくても、扉に鍵をかけていても、喪失はあな
たの人生に強力な影響をもっていました。喪失の影響を理解すべきは今です。次
のワークシートを完成させ、検討してください。あなたの喪失の影響は短期的で
すか、長期的ですか、またはその両方ですか？　大きな喪失による影響を感じた
時がありましたか？　あなたがその影響にほとんど気づいていなかった時はどう
でしたか？　振り返ってみて、その時は気づいていなくても、この喪失があなた
に影響していたと思いますか？

108 **Part.2** 喪失を見つめる

| エクササイズ 5.3 | **あなたの喪失はどのくらい解決されているか** |

　初めに、あなたが喪失をどのくらい処理してきたかを見ることから始めましょう。前のエクササイズでは、それぞれの喪失について考えました。それらを念頭におきながら、あなたが癒される過程のなかでどこにいるのかを、以下の 10 個の質問で見ていきましょう。当てはまる答えに印をつけてください。

この喪失について考える時、私が感じることは……
1. 穏やかで、時々寂しい。
2. それについて考えない。
3. 無感覚である。
4. 圧倒されるか、激怒している。

この喪失について話をしている相手は……
1. それを知ることで恩恵を受けることができる誰か。
2. 愛する人に加え、カウンセラー、治療者、精神的アドバイザー。
3. とても親しい友人、もしくは家族のみ。
4. 誰も喪失について知らない。

喪失について話す時……
1. 時々感情的になる。話している相手と自分が感じていることを共有する。
2. 淡々と処理する。何も影響されない。
3. 喪失について話さない。
4. 感情的に圧倒され、やめてしまう。

私は喪失に関連する夢を……
1. 時々見る。
2. 決して見ない、ほとんど見ない。
3. よく見る。
4. ほぼ毎晩見る。

身近な人々は喪失の時に……
1. 彼ら自身の喪失と、それについての情動と経験を私に話した。おかげ

で私は、自分を安全に表現できると感じた。
2. 私のためにそこにいようとしたが、彼らはあまりにも圧倒されていた。もしくはそれを扱えなかった。私は、自分自身のことより彼らのニーズに応えたり彼らの面倒をみることに力を注いだ。
3. 喪失について話すことを避けた。喪失に関する感情は自分のなかにとどめ続けておくべきである、もしくは全面的に間違っていたと、自分にメッセージを送った。
4. 喪失の時、誰も自分のそばにいなかった。

喪失の後、私がとった行動は……
1. すぐに行動を起こした。何かをする準備ができていると感じた。
2. 少し時間が経ってから行動を起こした。
3. 数ヵ月後、行動を起こした。しばらくの間、霧のなかにいるような感じだった。
4. まだ行動を起こす段階にきていない。

重要な喪失を経験したにもかかわらず、地域社会に戻ることは……
1. 自分にとって重要なこと。私は他人を助けるのが好きだ。
2. 重要だが、まずは少し待ちたい。
3. 重要ではない。むしろ地域社会活動からただ距離をおきたい。
4. まったく重要ではない。なぜそれが重要なの？

喪失の後、私は意味を見つけることが……
1. ほとんど毎日ある。自分は正しい道にいると感じる。
2. 時々ある。
3. あまり頻繁ではない。私の喪失がどんな意味を成しているのか、私は知らない。
4. まったくない。私は喪失を理解できない。

喪失の後、家族と私は……
1. 親密になり、よく連絡をとる。
2. ずいぶん親密になり、必要な時には支援してもらえると感じられる。
3. 疎遠である。そんなに話さない。
4. よそよそしい。私はかなり頭きている。

この喪失について私が感じていることは……

1. 時々寂しいが、ほとんどは平和に感じている。
2. 深く強い悲しみ。
3. 自責感や自己責任感、罪悪感、恥や後悔を感じる。
4. 無感覚で、断絶していて、すべてが暗闇のように感じる。

　それぞれの回答をした後、印をつけた点数を足して合計点を出しましょう。忘れないでください、喪失を解決するための道のりがまだまだ長いとしても、それでよいのです。この作業をするためにここにいるのですから！　あなたはゴールに到達するでしょう。喪失を解決したことで得られる自由を経験することになるでしょう。前のエクササイズであなたが挙げたそれぞれの喪失について、合計点を記入してください。

　　喪失1　合計点：＿＿＿
　　喪失2　合計点：＿＿＿
　　喪失3　合計点：＿＿＿
　　喪失4　合計点：＿＿＿
　　喪失5　合計点：＿＿＿

【点数】
　10-20点：よくできました！　とても順調に喪失の過程を歩んでいます。まだいくらか行うことはありますが、あなたは喪失からの健康的な回復過程を歩んでいます。

　21-30点：あなたは、まだ喪失に関する強い何らかの感情にもがいているかもしれません。喪失はまだあなたに強い衝撃を与えており、すべき仕事があるでしょう。

　31-40点：この喪失はまだ解決していません。必要のない多くの苦痛や争いの原因となっています。それをよく見つめ、前に進んでいく時です。喪失がどんな影響をあなたに与えているか正確に知るために、次のワークシートを完成させましょう。このワークブックのパート3、とくに第8章「マインドフルな悲嘆」は、喪失と向き合うためにより多くの手段を与えてくれます。喪失に対処するこれらのスキルに注目すれば、あなたは今より癒されるでしょう。

[第5章] 喪失 | 111

エクササイズ 5.4　喪失の影響ワークシート

　あなたが挙げた五つの喪失のなかから一つを選んでください。前の質問の点数を見て、わずかだけ解決された喪失で始めるのがよいでしょう。下の空欄に、あなたの人生や生活にどのように喪失が影響しているかを書きましょう。日記を使うのも一つの方法でしょう。例によって、日記はあなたの思考や感情が浮かんできた時、それを拡げるのに重要かもしれません。

あなたの喪失：＿＿＿＿＿＿＿＿＿＿＿＿＿＿＿＿＿＿＿＿＿＿＿＿＿＿＿

　あなたの喪失が、下に示した生活のなかの各領域に与えた影響について考えてみましょう。

　スピリチュアリティ（信仰、信念などを含む）：＿＿＿＿＿＿＿＿＿＿＿
　＿＿＿＿＿＿＿＿＿＿＿＿＿＿＿＿＿＿＿＿＿＿＿＿＿＿＿＿＿＿＿＿＿

　社会生活：＿＿＿＿＿＿＿＿＿＿＿＿＿＿＿＿＿＿＿＿＿＿＿＿＿＿＿＿
　＿＿＿＿＿＿＿＿＿＿＿＿＿＿＿＿＿＿＿＿＿＿＿＿＿＿＿＿＿＿＿＿＿

　人間関係に関する考え：＿＿＿＿＿＿＿＿＿＿＿＿＿＿＿＿＿＿＿＿＿＿
　＿＿＿＿＿＿＿＿＿＿＿＿＿＿＿＿＿＿＿＿＿＿＿＿＿＿＿＿＿＿＿＿＿

　学校もしくは仕事に関係すること：＿＿＿＿＿＿＿＿＿＿＿＿＿＿＿＿＿
　＿＿＿＿＿＿＿＿＿＿＿＿＿＿＿＿＿＿＿＿＿＿＿＿＿＿＿＿＿＿＿＿＿

　食事、食べることや睡眠について：＿＿＿＿＿＿＿＿＿＿＿＿＿＿＿＿＿
　＿＿＿＿＿＿＿＿＿＿＿＿＿＿＿＿＿＿＿＿＿＿＿＿＿＿＿＿＿＿＿＿＿

　家族との生活：＿＿＿＿＿＿＿＿＿＿＿＿＿＿＿＿＿＿＿＿＿＿＿＿＿＿
　＿＿＿＿＿＿＿＿＿＿＿＿＿＿＿＿＿＿＿＿＿＿＿＿＿＿＿＿＿＿＿＿＿

　気分：＿＿＿＿＿＿＿＿＿＿＿＿＿＿＿＿＿＿＿＿＿＿＿＿＿＿＿＿＿＿
　＿＿＿＿＿＿＿＿＿＿＿＿＿＿＿＿＿＿＿＿＿＿＿＿＿＿＿＿＿＿＿＿＿

　安心や安全の感覚：＿＿＿＿＿＿＿＿＿＿＿＿＿＿＿＿＿＿＿＿＿＿＿＿
　＿＿＿＿＿＿＿＿＿＿＿＿＿＿＿＿＿＿＿＿＿＿＿＿＿＿＿＿＿＿＿＿＿

　自分自身をどう見ているか：＿＿＿＿＿＿＿＿＿＿＿＿＿＿＿＿＿＿＿＿
　＿＿＿＿＿＿＿＿＿＿＿＿＿＿＿＿＿＿＿＿＿＿＿＿＿＿＿＿＿＿＿＿＿

112 **Part.2** 喪失を見つめる

複数の喪失を結びつける

あなたの人生について振り返り、経験した喪失について考えてきた今、喪失と喪失の結びつきを見ていくことができるでしょう。次のエクササイズで最も大切なのは、あなたが喪失を扱った方法の類似性を考えていくことです。あなたの喪失に対する反応にはどんな共通パターンがあるでしょうか。

エクササイズ 5.5 | **あなたの喪失に対する反応**

1. 喪失に対処している時、あなたは周囲の人に対してどのような反応をしますか？

   _____

   _____

2. 喪失を経験した時、自分自身をケアするためにどのような方法をとりますか？　もしくは、練習が必要でしょうか。セルフケアを実践する方法を考えてみましょう。

   _____

   _____

3. 依存行動もしくは情動ごまかし法のような、喪失に対するあなたの反応は、他の喪失につながることがありましたか？

   _____

   _____

4. 喪失について考えた時、浮かび上がってくる一番強力な感情は何ですか？

   _____

   _____

5. それぞれの喪失が、過去の喪失による未解決の悲嘆をどんなふうに呼び起こしているでしょうか？　どんなふうに喪失が喪失をより大きくしているか、考えてみましょう。

   _____

   _____

[第5章] 喪失　113

結論

　この難しい章の最後までやってくることができました。あなたが行ったのは本当に価値のあることです。おめでとうございます！　人生のなかで最も重要な喪失を特定し、調べ、検討しました。一方では、これらの喪失が明るみに出たことに、何かしらほっと感じているかもしれません。他方では、あなたは自分が生身の人間であり、傷つきやすく、依存行動に陥るリスクがあると感じているかもしれません。もしそれが事実でも、あきらめないでください！　これまでに学んだ道具を使って、あなた自身を助けてください。また、カウンセラーやサポートグループに相談してください。あなたは正しい道を歩いています。あなたは平穏さを感じるでしょう。そしてその平穏さは、喪失を解決することから得られるのです。次章以降では、喪失と依存の結びつきをさらに扱っていきます――あなたは、自分自身と、人生を通して織りなされてきた依存と喪失のパターンに対する深い洞察を得ることができるでしょう。自分自身を教育し、喪失と依存についてしっかりと理解することで、自信を深めることでしょう。それは、このワークブックのパート3で変化のための癒しの作業をする、素晴らしい基礎になります。続けていきましょう！

ゴメス一家の場合

　トニーとカルメンはこの章を始めることをためらった。主に過去の喪失を見ていくものだと知って、この章を飛ばすことすら考えた。彼らは要点が理解できず、過去の喪失は、エージェーの死と何か関係しているのだろうか、と考えた。しかし、彼らは、この本の行程を信頼し、厳しい作業を続けることを決めた。最も重要な人生の喪失について考えると、すぐに、強い情動が身体のすぐ内側から出てくるのを感じた。

　カルメンの最も重要な過去の喪失は、乳房切除だった。彼女は喪失を扱うために「喪失の影響ワークシート」を使用し、その影響がどれくらい続くかを知り、衝撃を受けた。多くの局面で、彼らの結婚生活には静かな距離ができていた。非常に長い期間、彼らは性交渉をしてこなかった。乳房を失った後、カルメンは気分が悪く、身体をトニーと分かち合うと、恥ずかしそうにさえしていた。彼女は、トニーが拒絶されたと感じていることは知っていたが、自分の感情について話すことはなかった。彼女

は、自分の夫はそうした情動的な会話には向いていないと考えた。もし彼女がその話を持ちだしても、夫はそれを受け入れないだろうと。では、彼女はどのように感じたのだろうか？　彼女は、自分が寝室に入った時にはトニーが寝ていることを期待しながら、コンピュータを使用することにさらに時間を費やし始めた。カルメンは、自分の強迫的な買い物の根源が自分の人生にあることがわかっていた。そして、エージェーが亡くなった時、彼女は同じ方法でその喪失に反応した。彼女はトニーから距離をとった。自分の感情を彼に信じてもらうことは望まなかったし、弱いところを見せたくなかった。彼女は空白を埋めるために買い物をしようとしたが、それは借金を残し、彼女の気持ちをより孤独にし怯えさせただけだった。

　トニーもこの章の作業を通じて多くの発見をした。しかし、それは楽しいことではない！　トニーもまた、人生における忘れたい経験について、考え、書き、細かく分けて整理することを徹底した。これらは彼が今まで誰にも言ってこなかったことだった。今、彼は、座って、あらゆる角度からそれらについて深く考える。彼は自分が怒りや不満、イライラを感じていることを発見した。ある夜、彼はティナを怒鳴りつけて泣かし、夕食後に家族で散歩に出かけることを拒んだ。その夜、彼にできたことは、12パックのビールを買いに車で店に向かうのをやめること、それがすべてだった。しかし、間違いなく大きなことが起こっていることがトニーにはわかった。彼にはそれだけの思慮があった。とてもうまくやっていたのに、今、古い喪失のことを考え始め、子どもを怒鳴って、飲みたくなってしまっている。何が起こっているのだろうか？

　トニーは深呼吸をして、それを見出すためにワークブックに飛び込んだ。彼は、自分がまさにもっと避けたいと思うものについて「喪失の影響ワークシート」を完成させる。彼が6歳の時に、父親が彼の前で母親を殴った日のことだ。警官がきて、父親は逮捕された。父親はその後いなくなり、時折電話でのみトニーに連絡をしていた。トニーは、父親がひどく飲酒しよく怒っていたにもかかわらず、彼をとても愛していた。トニーは常に父親を特別な存在として感じていた。一緒にスポーツ観戦をしたり、酒屋に行く時に青いトラックの前の席に一緒に乗ったこと……。父親が去った後、トニーは女性だけの家に残された唯一の少年だった——今と同じように。振り返ってみると、エージェーの死までは、これが彼にとって人生で最悪の痛みであったことを知った。トニーはエ

ージェーにとって価値ある父親になろうとしていたが、今、エージェーも失ってしまった。それ以上に、カルメンが遠く離れていくように感じ、トニーはもう一つの喪失を経験することを恐れている。たぶんカルメンは彼のもとを永遠に去るだろう。彼は、夫として、父親として、失敗するだろう。トニーにとって最悪の恐怖——家族を失うこと——が本当に起こったら、どうなるのだろうか?

　束の間、飲みながら、トニーはそれらの恐怖を麻痺させた。しかしそれは、子どもの頃に彼の家族を引き裂いた飲酒であり、妻や娘を彼から遠ざけている飲酒なのだ!　彼はパート1からスキルを見直し、マインドフルネスの練習のため多くの時間を費やし、日記を書くことによって自分が学んでいるものを探索する。トニーは自分で責任をもって、自分を回復させられることを知っている。彼の人生の喪失は、もはや彼を支配することはない。これらの喪失すべてを見ると、苦しいこともあるが、希望はある。トニーはゆっくりと、心のなかの長い間ふさがれてきた部屋をきれいにして、何かよいものを置くためのスペースを作っている。

Capter 6　Addiction

第6章
依存

探究することとは、疑問を投げかける人物になるということ、
それ以上でもそれ以下でもない。
──サム・キーン

　この本を読み通す間、仮に自分の依存行動について、すでに働きかけたり考え
を巡らせたりしているとしても、自分が本当に「依存的」なのかどうかについて
疑いをもっていることは大いにありえます。あなたはきっと疑問をもっているで
しょう。あなたは、ある問題をもっている自分が間違っていると考え、しかし結
局のところそれは自分でコントロールできる、と考えたかもしれません。どうす
ればその行動が依存だとわかるのでしょう？　依存とは本来、何を意味するので
しょう？
　この章の目的は、依存とは本当のところ何なのかということを理解することで
す。それはどんな行動が依存の形をとりうるかを整理する機会になるでしょう。
さらに、これらの依存が辿る経過について知り、どのようにして依存が進行して
いくか、悪化していくかをくわしく眺めることができます。いつ、どうやってそ
れが始まったのかを知りたくはないでしょうか？　事態が悪化した時については、
何か心当たりがあるかもしれません。さあ、最初の地点から、過剰な使用に至る
までの道すじを見てみましょう。
　自分自身を助けようとする試みのなかで、ある依存行動から別の行動に切り替
えたことがあったかもしれません。これはきわめてよく起こることです。切り替

えた別の行動は、健康的な行動として始まったということもありえます。仮に健康的な行動が役に立っていても、水面下に潜んでいる問題は取り扱われないままです。『エックスメン』シリーズのミスティークというキャラクターをご存知ですか？　「形を変えるもの」である彼女はとても危険です。彼女は自分を何にでも変えることができます。敵はどうやって彼女が来ることがわかるでしょうか？　このキャラクターのように、依存行動はずる賢いのです。あなたが依存にうまく対応しようと近づいていった時、依存は完全に形を変えることがあるのです！それは新しい、よい友人のように近づいてきます。あなたは、それが過去に自分が抵抗し戦った同じ敵だと知らずに招き入れてしまうかもしれません。だからこそ、その全容を描き、白黒をはっきりさせることが重要になります。依存行動のパターン——最初にどんな動きをするかや戦術——を理解すればするほど、依存を理解し、次に起こることを予測できるようになります。好奇心をもちましょう。この機会を使って自分自身をもっとよく観察してみましょう。それが癒しの最もよい手段です。探究を始めましょう！

依存とは何か

　依存とは何かという問いについて、おそらくあなたは優れた考えをもっているでしょう。今や、依存や依存行動についてのテレビ番組は数多くあり、そこから距離をおくのは難しいほどです。「依存」とは、自分や他者への影響にもかかわらず、ある物質の使用や問題行動を強迫的に欲することです。「耐性」とは何か、ご存知かもしれません。それは、物質をより多く欲するようになったり、問題行動をより行いたくなったりすることです。「離脱」を経験したこともあるかもしれません。それは、物質使用あるいは問題行動をしていない時にあなたが経験する、心理的・精神的な強い影響を意味します。依存をもつ人のほとんどは、人間関係や家族、仕事、学校で困難を抱え、法的な問題にかかわったことさえあります。そのイメージを把握するために、ブレンダの例を見てみましょう。

> **ブレンダの物語**　二人の男児をもつシングルマザーのブレンダは服飾デザイナーとして働いていた。彼女は、自分がアルコールの問題を抱えているとは考えていなかった。上司が彼女を呼び、座らせ、彼女が過去3ヵ月の間に非常に多く仕事をすっぽかしたことを伝えるまでは。先週ブレンダは朝9時からの会議に遅刻したが、その時顧客の一人が彼女の息からアルコールのにおいを嗅いだことが、上司を心配させていた。上司がそのことを尋ねると、

彼女は恥ずかしくなって怒り、何も問題はないと告げてオフィスを出た。

　ブレンダは、自分の人生が少しずつコントロールを失っていることについて少しの間考えた。離婚は（その負の連鎖の）最後であり、息子たちは父親と暮らしていた。彼女は息子たちを恋しく思い、少しの飲酒が寂しさを紛らわせてくれると思った。彼女は周囲のすべての人に対して腹を立てた——元夫、上司、彼女に飲酒の問題があると言った親友、そして2週間前に飲酒運転について呼び出しを告げた警察官に対してそうしたように。彼女は机の引き出しのなかにウォッカのボトルを忍び込ませていた。彼女は温かいブラックコーヒーが半分入ったカップに目をやった。そして誰か見ていないかオフィスを見回し、ウォッカでそのカップを満たすのだった。

ブレンダのように、あなたは人生で起こる問題によって圧倒されるような感覚に陥るかもしれません。しばしばそれらの問題は積み重なっていきます。ブレンダにとって、問題はアルコールです。特別な問題はなくても、何か別の種類の行動の問題があるかもしれません。

　続いてのステップとして、「依存特定ワークシート」をやってみましょう。これは、人々が苦しみやすい物質や行動の種類をリストにしたものです。このワークシートをすべて記入することによって、依存行動の全容をつかむ行程をさらに進むことができるでしょう。

エクササイズ6.1　依存特定ワークシート──アルコール、薬物、カフェイン

　以下に、使いすぎると依存的になる物質で、よくみられるものをリストにして示します。当たっていると思えるもの、または過去によく使っていたものの隣にチェックを入れましょう。

アルコール
☐ ビール
☐ ワイン
☐ ハードリカー（焼酎などの強い酒）
☐ 他のアルコール飲料：＿＿＿＿＿＿＿＿＿＿＿＿＿＿＿＿

カフェイン
- ☐ コーヒーまたはお茶
- ☐ ソーダ
- ☐ エナジードリンク
- ☐ カフェインと同時に痛み止めや刺激剤の摂取
- ☐ 他のカフェイン製品：＿＿＿＿＿＿＿＿＿＿＿＿＿

幻覚剤
- ☐ エクスタシー
- ☐ LSD
- ☐ マッシュルーム
- ☐ フェンシクリジン
- ☐ ケタミン
- ☐ 他の幻覚剤：＿＿＿＿＿＿＿＿＿＿＿＿＿＿＿＿＿

吸入剤
- ☐ 亜硝酸塩
- ☐ 有機溶媒やスプレー
- ☐ 塗料または燃料
- ☐ その他の吸入剤：＿＿＿＿＿＿＿＿＿＿＿＿＿＿＿

マリファナ
- ☐ ポットまたはハッシシ

ニコチン
- ☐ 紙巻きタバコ
- ☐ 葉巻きタバコ
- ☐ 嚙みタバコ
- ☐ 嗅ぎタバコ
- ☐ パイプタバコ
- ☐ ニコチンガムやニコチンパッチ

オピオイド
- ☐ あへん

[第6章] 依存 | 121

□ ヘロイン
□ その他のオピオイド系物質：_____

処方鎮痛薬
□ オキシコドン
□ その他の処方鎮痛薬：_____

鎮静剤
□ バルビツレート
□ その他の鎮静剤：_____

睡眠処方薬
□ フルラゼパム
□ テマゼパム
□ トリアゾラム
□ ゾルピデム
□ エスゾピクロン
□ ラメルテオン
□ ジフェンヒドラミン
□ その他の睡眠処方薬：_____

抗不安薬
□ ジアゼパム
□ クロルジアゼポキシド
□ アルプラゾラム
□ ロラゼパム
□ その他の抗不安薬：_____

ステロイド
□ 経口ステロイド
□ 注射用ステロイド

刺激剤
□ コカイン

122 **Part.2** 喪失を見つめる

- ☐ アンフェタミン
- ☐ メタンフェタミン
- ☐ エフェドリン
- ☐ その他の刺激剤＿＿＿＿＿＿＿＿＿＿＿＿＿＿＿＿＿

注意の問題への処方薬
- ☐ メチルフェニデート
- ☐ ペモリン
- ☐ 注意の問題に用いるその他の薬：＿＿＿＿＿＿＿＿＿＿

　リストのなかの一つあるいは複数にチェックがついたら、次はそれに依存的であるかどうかを調べてみましょう。それを確かめる最もよい方法は、次の「依存兆候チェックリスト」を埋めてみることです。

エクササイズ 6.2 **依存兆候チェックリスト──アルコールまたは薬物**

　アルコールまたは薬物依存の兆候や症状を挙げます。該当する兆候の隣にチェックを入れましょう。

1. ☐ アルコールや薬物を止めたり減らそうとしたりしたができない
2. ☐ 酔うまでに必要なアルコールや薬物の量が増えていく（耐性）
3. ☐ 飲酒、また薬物を手に入れることにおいての切迫性（かゆみ、落ち着きのなさ、アルコールや薬物を得ることへの熱望）
4. ☐ アルコールや薬物使用の後のブラックアウト、記憶の欠落
5. ☐ 薬物やアルコールを隠れて使用する、使用の必要性が増していく
6. ☐ 薬物やアルコール使用について言い訳をする
7. ☐ 一人でいる時に依存物質を使用し、そのすべての証拠を隠滅する
8. ☐ 家族や友人を避ける。とくに家族・友人が薬物やアルコール使用について懸念を示している時
9. ☐ 人が集まる場で、他の人よりもアルコールや薬物を使用する
10. ☐ 問題を忘れるためにアルコールや薬物を使用する
11. ☐ アルコールや薬物使用のために、経済的な問題、法律上の問題、医療上の問題、家族問題、または／かつ職業上の問題が悪化している

[第6章] 依存 | 123

12. ☐ 薬物やアルコールなしには、社会的な交流やイベントを楽しむことができない
13. ☐ 他の活動に興味を失くし、"ハイ"になることへの願望の増加
14. ☐ 後で罪悪感や後悔の念を起こすような、薬物やアルコール使用下での行動
15. ☐ 薬物やアルコール使用のために重要な責任を無視する
16. ☐ 薬物やアルコールを得るためにはどんなことでもしようとする
17. ☐ 他者と問題について話そうとしない
18. ☐ 依存の問題についての深刻さを否認する
19. ☐ 適切に食事を摂らない
20. ☐ 自分自身の状態、あるいは自身の保清に気を配らない
21. ☐ 自分自身か他者を傷つけるかもしれないリスクを背負う。たとえば、安全でないセックス、あるいはハイな状態や飲酒しての運転など

【点数】

前述したリストで、自分がつけたチェックマークを数えてみましょう。マークをつけた兆候や症状の数は：＿＿＿＿＿

10個かそれ以上の兆候・症状にチェックがついた場合、薬物やアルコール使用によってはっきりとした困難を経験している可能性が高いです。自分を助けるために、このワークブックのなかにある情報を使いましょう。さらに、このテキストを使っている間にアルコホーリクス・アノニマスやナルコティクス・アノニマスのミーティングに出席したいと思うかもしれません。

チェックをつけた兆候・症状の数が9個以下であった場合も、やはりアルコールや薬物によって問題が生じています。回復への取り組みを続けることが、自分自身の健康の獲得をより深め、対処技術を向上させるでしょう。

このリストを見てどう思ったでしょうか？　一方で、アルコールや薬物が人生を支配していたあり方について真剣に考えるのは、とても不快なことかもしれません。しかしその一方で、とくに現在変化を起こそうと真剣に取り組んでいるような時には、振り返ってみて、依存が人生に何をもたらしてきたのかを知ることについて、よい感覚をもったかもしれません。このリストを見て、罪悪感や恥の感覚さえ抱いたかもしれません。人生をこのままコントロールできない、もしくは最悪の形で再びコントロールを外れてしまうかもしれないと、恐れを抱くこと

124　Part.2　喪失を見つめる

もあるでしょう。または、最悪だった時にどうであったかについて考えてみると、回復の途上にいることに特別に感謝の念を抱いたかもしれません。このようなすべての情動を混在して感じるものです。

　薬物やアルコールとともにある時と同じく、行動は時に警告を発します。もし、ある行動をストップできない自分を発見した時、かつその行動が人生のなかでよくない結果を生じた時には、くわしくそれを見てみましょう。続いては「依存特定ワークシート」です。リストに挙げた行動について少し見てみましょう。自分がその行動をやりすぎていないかどうか考えてみましょう。この行動の結果として、よくない顚末を経験をしてはいないでしょうか？　ここでは自分自身に正直になりましょう。

エクササイズ 6.3　依存特定ワークシート──問題行動について

　問題行動はたくさんありますが、それが過剰に行われる時、その奥にある問題を隠してしまうことがあります。リストを見て、当てはまる項目の隣にチェックを入れましょう。

☐ 過食。空腹でない、または満腹であるのに食べる。自分にとって適当でないたくさんの食事をとる。隠れて食べる。

☐ セックス。複数の相手とのセックス、売春、性的な劇場を訪れる、性的衝動を満たすために他人の空間を監視したり見たりする（覗き）。

☐ ポルノグラフィー。親密な関係によくない結果を生むにもかかわらず、ポルノを強迫的に見る。もしこの行動を減らしたり止めたりした時には、抑うつや不安、怒りを生じる。

☐ 窃盗／万引き。店や他人から物を奪う。この行動から離れた時に、急な激しい感覚に襲われるが、それは情動や問題に対処することを避ける手段である。

☐ 過剰な運動。怪我をしている間にも運動したり、ひどく疲れたり怪我をしたりするまで運動する。他の責任を果たすことを犠牲にしてでも運動に強迫的になる。運動をしていない時は抑うつ的になったり不安になったりする。

☐ 過剰な買い物。もっていないが必要でないものや、同じような複数のもの、または他人にあげるものにお金を費やす。これは、人間関係や、もちろ

[第6章] 依存

ん経済的な面でよくない結果を生じていてもそうしてしまう。オンラインの買い物も含まれることを忘れずに。
☐ ギャンブル。ギャンブルを続けると深刻なお金の問題や人間関係の問題を生じるという事実にもかかわらず、止めることのできない強迫的な行動。
☐ 過剰な仕事への取り組み。強迫的になる段階まで働くこと。仕事から離れている時でも、仕事の手を止めることや、仕事について考えるのをやめることができない。健康や睡眠、人間関係を犠牲にしてもいろいろな仕事を引き受けてしまう。
☐ コンピュータやコンピュータゲームの過剰使用。学校や仕事、人間関係、睡眠、保清、または健康を犠牲にしてでもコンピュータを使用する。コンピュータを使っていない時は、イライラや不安、抑うつなどの離脱症状を経験する。
☐ テレビの観過ぎ。家族や友だちからよくないと言われ続けても、たいていは一人で、テレビを何時間も観ている。自由な時間のほとんどあるいはすべてをテレビ視聴に費やし、テレビの前で眠ったり食事を摂ったりする。テレビの時間を減らすと、通常抑うつや不安、怒りを生じる。

　自身の行動の振り返りをしたところで、次のステップは、これらの行動が、あなたが依存に苦しんでいることを示すか否かを判断することです。自分自身に正直になりましょう。結局はこのことがこのワークブックの目的です。あなたは今、人生の成功を妨げる行動を特定しようとしているのです。

| エクササイズ 6.4 | **依存兆候チェックリスト**――**問題行動について** |

【アルコールまたは薬物】
　下記に問題行動の兆候や症状を挙げます。該当する兆候の隣にチェックを入れましょう。

1. ☐ その行動を止めたり減らそうとしたりしたができない
2. ☐ よい感覚を得るためにその行動の頻度が増えていく（耐性）
3. ☐ その行動をするための準備における切迫性（かゆみ、落ち着きのなさ、その行動を得ることへの熱望）

4. ☐ 隠れてその行動をすること、その行動がしたいという願望の高まり

5. ☐ その行動をすることへの言い訳

6. ☐ 一人の時にその行動をする、それをしたすべての証拠を隠滅する

7. ☐ 家族や友人を避ける。とくに家族・友人がその行動について懸念を示している時

8. ☐ その行動をしに戻るために人の集まる行事の場から去りたくなる

9. ☐ 問題を忘れるためにアルコールや薬物を使用する

10. ☐ その行動をするために経済的な問題、法律上の問題、医療上の問題、家族問題、または／かつ職業上の問題が悪化している

11. ☐ 他の活動に興味を失くし、その行動をしたいという願望の増加

12. ☐ その行動のために後で罪悪感をもつ、後悔する

13. ☐ その行動をするために重要な責任を無視する

14. ☐ その行動に戻るために、ほとんどどんなことでもしようとする

15. ☐ 他者とその問題について話そうとしない

16. ☐ 問題行動を続けてしまうことの深刻さについて否認する

17. ☐ 適切に食事を摂らない

18. ☐ 自分自身の状態、あるいは自身の保清に気を配らない

19. ☐ 安全でないセックスのような、自分自身か他者を傷つけるかもしれないリスクを背負う

20. ☐ その行動を止めることについて他者に嘘をつく

【点数】

　前述したリストで、自身がつけたチェックマークを数えてみましょう。マークをつけた兆候や症状の数は：＿＿＿＿＿

　10 個かそれ以上の兆候・症状にチェックがついた場合、自分の行動によってはっきりとした困難を経験している可能性が高いです。自分を助けるために、このワークブックのなかにある情報を使いましょう。また、このテキストを使っている間に、さらなるサポートを得るために 12 ステップミーティングに出席したいと思うかもしれません。匿名のミーティングの例をいくつか挙げると、オーバーイーターズ・アノニマス、セックス依存アノニマス、ギャンブラーズ・アノニマスがあります。

　チェックをつけた兆候・症状の数が 9 個以下であった場合も、やはりあなたにはその行動によって問題が生じています。回復への取り組みを続けることで、健康の獲得により近づき、対処技術が向上するでしょう。

[第6章] 依存　127

　さて、ここまでで、自分についてのいくつかの重要な情報を明らかにしました。おそらく、今回が自分の行動について本当に正直になった初めての時です！　あなたは今、それを紙の上に見ることができ、そうした行動が真実あなたを悩ませてきたことに確証を得ています。これらの行動はきわめて長い間、自分を苦しめてきたものかもしれません。これは第4章で述べたマインドフルネスのエクササイズを実践するよい機会です。マインドフルネスのエクササイズは、決めつけることなしにこの瞬間に存在することを助けてくれるでしょう。

　今まで多くの取り組みをしてきました。さて、次は依存行動のタイムライン（時間経過）を眺めてみましょう。いつ依存が始まったのかを深く理解するために、次のエクササイズをやり抜きましょう。

依存行動のタイムラインを明らかにする

　次のエクササイズでは、自分の依存の経過を思い返すことになります。思い出してみてください。依存行動はおそらく問題として始まったわけではなく、何かの**解決**の代わりとして始まったのです。今が、その行動が問題となってきた軌跡を辿るのによいタイミングです。このことは、人生においてどのように依存が発展してきたのかを理解するのに役立ちます。この「タイムライン」は、あなたが第5章で特定した喪失と、依存のたどってきた道筋との間の強固なつながりを見出す際にも使用します。

エクササイズ6.5　　**依存行動のタイムライン**

　何かが起こった時の正確な年齢をもし思い出せなくても心配しないでください。今正しい場所にいるということにベストを尽くしましょう。もし次のリストに挙げた経験が今までなければ（たとえば、毎日のようにはその行動をしたことがない、など）、空欄にしておいても大丈夫です。次に挙げる、デーブ、44歳の例を参考にしてみましょう。

【例：デーブの依存行動のタイムライン】
依存行動：喫煙
その行動について初めて耳にしたり、見たり、気づくようになった年齢：3歳、
　　両親の喫煙

その行動を初めてした年齢：11 歳

その行動を習慣的に行い始めた年齢：13 歳

その行動を毎日し始めた年齢：14 歳

その行動の結果何が起こったか、その時の年齢：16 歳、両親から外出禁止を言い渡された。17 歳、未成年でタバコを買おうとして問題になった。21 歳、大学のバスケットボールチームに入ることができなかった（心肺機能がすでに悪くなり始めていた）。36 歳、医者に高血圧を指摘された。42 歳、肺気腫の早期の兆候が出始めた

その行動で人生に対処するようになった、あるいは人生から逃避するためにその行動を行うようになった年齢：18 歳、たぶんただちに

初めて周りの誰かが自分の行動に懸念を示すようになった年齢：24 歳、ガールフレンドが咳を心配し、常にタバコのにおいがしていることについて不満を言うようになった

その行動が依存的だと感じ始めた年齢（それをしていない時に落ち着かなかったり、不快感を感じたりするようになった年齢）：14 歳

その行動をやめたり、減らしたりすることを試みた年齢：21 歳、減らそうとした。24 歳、減らそうとした。28 歳、減らそうとした

別の依存行動に切り替えた年齢：28 歳、パイプタバコに変えた。30 歳、ニコチンガムを試した

その行動に対して治療を受けた年齢（リハビリ、セラピー、医学的治療）：35 歳、催眠を試した。42 歳、タバコをやめさせてくれるはずの薬物治療

その行動をやめた期間とその時の年齢：24 歳、2 ヵ月やめた。42 歳、6 ヵ月やめた

再発した年齢：25 歳、42 歳

"底つき" の年齢（この行動はもはや自分にとって問題ないものでなく、何とかしてそれを止めなければならないと確信するに至った事柄。通常、逮捕や医学的問題、もしくは重要な人間関係を失うか危うく失いそうになったなどの、深刻な結果を導いたもの）：44 歳（現在）、時々胸の痛みがあり、咳はとても悪くなっている。妻は子どもたちの周りで私にタバコを吸ってもらいたくない（自分もしたくない）。

【あなたの依存行動のタイムライン】

依存行動：＿＿＿＿＿＿＿＿＿＿＿＿＿＿＿＿＿＿＿＿＿＿＿＿＿＿＿＿＿＿

その行動について初めて耳にしたり、見たり、気づくようになった年齢：＿＿＿

その行動を習慣的に行い始めた年齢：＿＿＿＿＿＿＿＿＿＿＿＿＿＿＿

その行動を毎日し始めた年齢：＿＿＿＿＿＿＿＿＿＿＿＿＿＿＿＿＿＿

その行動の結果何が起こったか、その時の年齢：＿＿＿＿＿＿＿＿＿＿

その行動で人生に対処するようになった、あるいは人生から逃避するために
その行動を行うようになった年齢：＿＿＿＿＿＿＿＿＿＿＿＿＿＿＿＿

初めて周りの誰かが自分の行動に懸念を示すようになった年齢：＿＿＿＿＿＿

その行動が依存的だと感じ始めた年齢：＿＿＿＿＿＿＿＿＿＿＿＿＿＿
その行動をやめたり、減らしたりすることを試みた年齢：＿＿＿＿＿＿＿

別の依存行動に切り替えた年齢：＿＿＿＿＿＿＿＿＿＿＿＿＿＿＿＿＿

その行動に対して治療を受けた年齢：＿＿＿＿＿＿＿＿＿＿＿＿＿＿＿

その行動をやめた期間とその時の年齢：＿＿＿＿＿＿＿＿＿＿＿＿＿＿

再発した年齢：＿＿＿＿＿＿＿＿＿＿＿＿＿＿＿＿＿＿＿＿＿＿＿＿＿

“底つき”の年齢：＿＿＿＿＿＿＿＿＿＿＿＿＿＿＿＿＿＿＿＿＿＿＿

他の依存への切り替わり

　今まで見てきたように、自分の気分や行動を変化させるためのたくさんの誘惑が存在します。一つの依存から別の対象への切り替わりは、苦しみの対象から逃れるためによく起こることです。このことは多くの人が経験します。「形を変えるもの」と、そのずる賢さを覚えていますか？　処方薬使用からの回復の途上で

強さを得られ始めたちょうどその時、あなたはオンラインのギャンブルやタバコに依存的になっている自分に気づきます。お気に入りの依存の対象をあきらめた時、何かを失った感覚を味わうかもしれません。ぽっかり空いたスペースがある時、自分をなだめることのできる何かで埋めようとするのはごく自然なことです。あなたはこれまで励んできた取り組みのおかげで、依存をあきらめることでできた空白を埋めることができます。

健康の探求

　第1章で、感情はあなたを圧倒することはないということを学びました。また、あなたは逃避としての依存行動に頼ることなく、感情を安全に感じることができるということを学びました。「犬を抱きしめる」ことを学んだのです！　第2章では、自分の今までの心がどうだったかについて学びました——いかにあなたの役に立とうとし、安全な状況にあなたをおこうとしてきたか。しかし、何回も、その代わりに不安を湧き起こすような思考に満たされてしまっていました。あなたは、これらの常習犯的な思考をとらえ、それがどこからやってくるのかを明確にすることに取り組みました。第3章ではもう一歩踏み込んで、自分の行動について考え始めることを促しました。第4章では、依存行動に戻らずにストレスから回復し、ストレスに対処するための豊かな資源となるマインドフルネスの技術を学びました。さて、ここからは空白のスペースを埋めるためのさらに多くの考えを身につけましょう。不健全な行動の代わりになる、よりよい行動について学んでいきます。試みられるいくつかの新たな行動をいったん獲得できれば、空白を埋めるためにアルコールや薬物、その他の依存行動を選び取る必要はなくなるでしょう。

　自分の思考や感情について明確にすることは、他の依存行動を探してしまう脳の回路にとってとくに重要です。快楽を求める脳の回路と、ストレスを回避することに関係する脳の回路は重なっています。だからこそ、この本ではマインドフルネスのスキルを提示しているのです。それは心のバランスをとるためです。依存からの回復は生涯続くのですから、依存行動を置き換え、自分を大切にするためのプランをつくってみてはいかがでしょうか。

病か、弱さか

　依存は、自分の行動をコントロールする術を失う病のようなものととらえるこ

とができます。このコントロールの喪失は、精神的かつ身体的な害を招き、社会において許容される振る舞いをする力を失わせてしまいます。依存は、そのきわめて自然な性質として、悪化していきます。職を失う、学校での問題行動、家族を失う、友人関係に生じる問題、法的トラブル、よくない健康状態などの悪い結果が引き起こされたとしても、あなたは依存行動を続けてしまうかもしれません。自分の依存行動の悪い帰結に気づいているでしょうか？　ここで少し、正直に自分を省みてみましょう。あなたは間違った考え方に陥っていたことがあるかもしれません。最もよくみられる思考パターンの一つは否認です。自分に問題があると信じない具体的な期間はなかったでしょうか？　もし自分に問題はないと考えていたことがあるなら、それはあなただけではありません。それは依存の症状の一つです。もし問題がないと思っているのであれば、その行動を止める決断は難しいでしょう。これを「悪循環」と呼びます。それが、依存行動を止める手助けが非常に重要である理由です。

それはこんなふうに始まったのではない

　おそらく依存行動は、最初から問題として始まったのではありません。最初のうちは、その行動は楽しみであり、癒しでした。その同じ行動を共にする仲間とのよい関係性を築けていたかもしれません。周りの仲間と、リラックス感をより味わえてさえいたかもしれません。その行動をしている時、自分が好きになれると感じたかもしれません。その行動は、人生における大小のストレスに対処することに役立つと思っていたかもしれません。そこで何かが起きました。友人たちは彼ら自身の人生に移行していったのに、あなたはそこに足を取られているかのように感じるでしょう。ロバートの物語を見てみましょう。

ロバートの
物語

　ロバートは学内で有望なアスリートだった。二人の妹と両親は彼のレースをすべて観戦していた。しかしそれはロバートが高校1年生の時に両親が離婚するまでのことだった。そこから、ロバートは母親と妹たちに多くは会えなくなった。大学まで彼は父親と一緒に暮らした。
　ロバートは大学1年生の時にトラック競技に出て、たくさんの試合で勝利した。彼には週末に一緒に走る仲間がいた。ロバートは人気のある男子だったが、恥ずかしがり屋で心配性だった。彼は走っている時が一番よい気分だった。彼は1日に3回走ることを決意した。それが心配を和らげてくれると思った。彼は滅多に夜4時間以上寝なかった。それがうまくいかなくなると、彼はスピードを使う

ことを試し始めた。ロバートは大学の健康管理センターにも行き、アデラール（精神刺激薬）を処方してもらうために、ADHD の症状を装い騙そうとした。今、彼は1日5〜6時間走っている。毎日スピードを服用し、夜にアデラールを服用しながら。

友人たちは彼を心配したが、ロバートは自分に問題があるとは思わなかった。2年生になり、二つ評定を落とした時、教授たちが意地悪をしているのではないかと思った。密かに、ロバートは、自分の家族がレースで応援してくれていた頃に戻れたらと思っていた。今は自分の問題から逃げているだけだと感じ、どこに向かったらいいのか途方に暮れていた。彼は21歳で大学を退学し、父親のもとに戻った。22歳の頃までには、路上でアデラールを手に入れ、ほぼ毎日コカインを使った。ロバートは三つの仕事を解雇された。彼は軍隊に入り、薬をやめたいと心から思い始めるようになったが、どうやったらいいかわからなかった。

いつ回復を始めるべきなのか？

「いつ回復を始めるべきなのか？」という問いには100万ドルの値打ちがあります。今まで何回もこの問いを自分に投げかけたかもしれません。もしかしたら、エネルギーが低く、怒っていて、罪悪感を抱いている日と、よい気分の日を繰り返すサイクルに入っているかもしれません。エネルギーが低く、怒っていて、罪悪感を抱いている日には、「今、変化を起こすべきだ」と思うかもしれません。そうしているうちにその感覚は消え、次の日をやり過ごせそうに思うこともあるでしょう。自分がどう感じているかに関係なく、人生に変化を起こすことができるだけの情報があったとしたら、どうでしょうか？　自分自身に何らかの変化を起こそうと決心したとしたら、どうでしょうか？　自分の精神や身体の健康を管理するためには、それに取り組む決意が必要です。長い間、家族、友人、仕事や学校を最優先にしてきたかもしれませんが、今は自分を最も優先すべきです。

回復のなかで自分自身を最も優先するために、次の「健康のための覚書」を見てみましょう。もしこの台本が気に入れば、日々自分を奮い立たせるための他の題材もあります。スー・パトン・トーレ『マインドフルな女性（*The Mindful Woman*）』（2008）は、最初に取り組むのにとてもおすすめです。「健康のための覚書」は、自分のための読み物のようなものです。声に出して読むのもよいでしょう。読んだ後、5分間の静寂を自分に与えてあげましょう。

[第6章] 依存 | 133

エクササイズ6.6 健康のための覚書

　今日、私は自分自身に敬意を表し、大切に育む。私には価値がある。私は自分自身に寛容であることを許す。私は愛され、守られている。自分を一番に大事にするには勇気が必要だ。その勇気を私はもっている。私はそれに値する。自分を大事にすることで、私は他者の前に堂々といることができる。自分を大事にすることは怒りや憤り、痛みの感情を消し去ってくれる。怒り、憤り、痛みが消え去った後は、本来の自分自身がそこにある。本当の私は、注意を払われ、大事にされることを必要とする。私は自分が欲するものを、自分に与える力がある。そして今、私には優しさが必要である。自分に優しくすることは、精神と身体の健康に結びつく。今、私は精神と身体の健康を手に入れることができる。私には精神的にも身体的にも健康でいるだけの値打ちがある。私は幸福になることを約束する。幸福であることの恩恵を感じている。

　示唆を得られる他の選択肢として『ダライ・ラマ 内なる平穏について（*The Dalai Lama's Little Book of Inner Peace*）』（2009）があります。

結論

　「依存特定ワークシート」を使えば、自分の依存について短時間で、正直にラベルを貼ることができます。もしかしたら、依存している物質や問題行動は一つだけではないことに気がつくかもしれません。これによって、健全な対処法で回復していくチャンスが得られます。喪失のストレスや反応は通常、アルコールや薬物の使用、他の依存行動をしてしまう引き金になります。依存についてこの章で取り組んだことは、回復を続けていくうえでとても重要なものです。あなたは依存の正体が何かを知り、自分の行動の詳細をくまなく探索しました。また、一つの依存行動が他のものに切り替わりやすいことも知りました。「依存行動のタイムライン」は、依存行動がいつ始まったのかを明らかにすることに役立ちます。これらの情報を身につけ、さらに第5章に取り組んだことで、自分の依存行動と過去の喪失とをつなげる準備ができました。次の章では、喪失と依存を結びつけ、パズルのピースを並べてみましょう。

ゴメス一家の場合

　カルメンとトニーはこの章を、重要な課題に取り組むために使った。それは、自分たちの行動が、間違いなく、正真正銘かつ絶対的に依存であることを受け入れるという課題である。このことを話題にする際、彼らはそれぞれが、本当に依存であるかどうかを疑っていた期間が過去にあることを、お互いに認める。おそらく、それはそれほど悪いことではない。彼らは自分自身をコントロールできるだろう。しかし、依存行動について深く学ぶうちに、トニーとカルメン両者とも、彼らの行動——トニーにとっての飲酒とカルメンにとっての強迫的買い物——は、かなり前にコントロールを喪失していたという結論に至った。「依存兆候チェックリスト」は、これらの行動が現実にもたらす帰結を明らかにし、それにもかかわらず彼らがそれらの感情や思考を飲酒や過剰な買い物で隠し続けてきたことを明らかにした。

　事実に直面することはいくらか驚きを伴う。これらは依存である。しかし、安心できることもある。それらの依存行動は自分たちを望む方向に連れていってくれるのだというふりをし続けたら、彼らは自分に嘘をつき続けることになるだろう。トニーは、アルコールへの依存は本当に病気なのか、もしくは単に自分が弱いだけなのか疑問に思っていた。今では彼は、飲酒への逃避は弱さではないことを理解している。トニーは自分自身とカルメンをより理解し始めた。依存が彼らの人生においてどんな意味をもっていたかを十分に理解した後、トニーとカルメンは本当の意味で回復を理解し、その道を歩んでいくことができる。

Capter 7　Connecting Addiction and Loss

第7章
依存と喪失のつながり

あなたの勇気次第で、
人生は伸縮自在なものになる。
——アナイス・ニン

　前の2章では、あなたの人生における喪失について、そしてこれまで依存があ
なたから人生を取り上げていった道程について見てきました。あなたは勇気を出
して失ったものを明らかにし、また自分自身のどのような行動が依存的であった
のかを特定してきました。これは簡単なことではありません！　あなたは健康と
幸福への道を歩んでいるのです。不幸にも多くの人はその道を進むという選択を
しません。勇気がなければ依存から回復するという決断は下せないのです。その
ような決断をやり遂げることは、困難、もがき苦しむ時間、混乱や痛みを伴いま
す。あきらめたいと思う人生ではなく、よりよい人生を求めるには、あなた自身
や回復のプロセスに対する信念が必要です。そして今ではあなたがきっと知って
いるように、それは努力を必要とします！
　この章では、人生における喪失と依存行動とを結びつける（そしてその逆も）
という大事なことをします。なぜこれがそんなに大切なのでしょうか？　そうで
すね、初心者の方向けに説明しておくと、この両者のつながりは、あなたが気づ
いていたかどうかにかかわらず、ずっと存在しているものです。そして、見えな
い時にはより強大な力をあなたに及ぼしています。想像してみてください。もし
あなたが誰かと戦うとして、敵が丸見えなのと奇襲を企ててくるのとでは、どち

らがよいでしょうか？　あなたが失ったものと依存とのつながりが明らかになった時、それに対して以前よりもしっかりと向き合えるようになっているでしょう。しかし、もしそのつながりがはっきりしなければ、あなたを攻撃し、操り、あるいはあなたに決断を迫り続けることになるでしょう。

喪失 − 依存サイクル

　あなたが戦っている相手は「喪失−依存サイクル」です。喪失−依存サイクルとは、喪失が依存心を駆り立て、依存心がより多くの喪失へ導く、ということです。これからこの章で学ぶように、あなたは喪失−依存サイクルにとらわれています。このサイクルに人生を支配されているのが嫌だからこそ、あなたはこの本を手に取り、これまでの六つの章を通じて努力してきたことでしょう。敵は賢く、打ち負かすのが不可能な相手にさえ見えるかもしれません。しかし、喪失−依存サイクルが頼るものやその動きを一度わかってしまえば、簡単に打ち勝つことができます。あなたといつも一緒にはいるけれど、大きな働きはしなくなるでしょう。あなたの人生における決断はあなたが下すようになるのです。

どのように喪失が依存につながるのか？

　喪失は情動を強く扇動します。喪失を経験した後、あるいはそのことを思い起こした後、あなたは怒り、悲しみ、救いのなさ、落ち込み、恐怖、苛立ち、孤独、あるいは敗北感などを感じるかもしれません。この本のパート１で学んだように、依存行動は避けようとする感情をごまかす試みです。その過程であなたは悲しみ、絶望、悲嘆、怒り、恐怖、またはストレスのような感情は耐えがたい、あるいは不自然なものであると考えてきました。あなたは、自分はそのような感情を抱かないし、仮に抱いたとしても、それを表出したり、「くよくよ考える」べきではないと思うかもしれません。もしかしたら、感情を抱くことは弱いということである、あるいは、感情を抱くとそれに圧倒され、自分の人生を生きられなくなってしまう、と感じているかもしれません。だからこそ、そのような感情から逃れようとするのでしょう。

　自分の感情を無視しようとすると、それにつきっきりになってしまうでしょう。疲弊し、消耗し、失敗する運命にあります。しかしある時、あなたは役に立ちそうなことを見つけました。それが依存行動です。あなたはそれにより快感を得るかもしれません。あるいは、まったく何も感じなくなるかもしれません。

第1章の「無感情」契約を思い出してみてください。まるであなたが自分の依存行動に同意しているかのようでした。感じとりたくない強大な感情を避けることができるのならと、あなたは自分の人生が依存行動に引き継がれることに同意したのでしょう。振り返ってみると、あなたは何を失うことになるのか、本当はわからなかったはずです。ただ快楽を得たかっただけなのです。しかし今、あなたは「無感情」契約の詳細を知っています。あなたの人生は依存行動に少しずつ奪われつつあります。そして喪失－依存サイクルの次の段階へ進んでいくのです。

どのように依存が喪失につながるのか？

依存があらゆる喪失を引き起こすということは、自身の経験からもよくわかっているでしょう。依存行動をしているということは、喪失を促すような生き方をしているということです。依存のせいで配偶者やパートナーはあなたのもとを去っていったでしょう。親、きょうだい、子どもや友人との連絡も途絶えるでしょう。彼らを遮断してしまったのはあなた自身の選択です。あるいは、彼らは依存に苦しめられるあなたをこれ以上見たくないと思って去っていったのです。

酒気帯び運転で免許証をはく奪されるかもしれません。牢屋に入れられ、自由を失うことにさえなるかもしれません。物質、セックス、ギャンブルや買い物などに依存している場合、車や家を失うほどにお金を費やしてしまうことにもなり得るでしょう。ある時点で失職するかもしれません。物質乱用者に囲まれて生活していれば、多くの友人が依存症により亡くなるでしょう。そして薬物や酒に影響を受けている場合、あなた自身がとても被害を受けやすくなっています。襲われたりレイプされることもあるでしょう。第5章で学んだように、これらのトラウマもまた非常に重い喪失になり得ます。

依存にとらわれている時は、ほとんどそのことばかり考えてしまうでしょう。それ以上に大事なものは何もありません。あなたは、人、持ち物、未来への希望などを、まるで重要ではないかのように、自分の生活から除外してしまうことになります。健康や安全などは二の次です。あなた自身の価値観は、依存的な欲求を満たすために道端に置き去りにされています。

これらの喪失が合わさるとどうなるでしょうか？　欲求はより強まっていきます。第5章で学んだように、喪失は喪失を増大させます。どんどん深刻さが増します。ある一つの喪失が以前の喪失の痛みを引き起こし、感情が蓄積されるにつれて情動のごまかしが生じます。

もちろんこの話には別の側面があります。喪失自体が依存行動を導くよりも、

回復への引き金になることもよくあります。喪失や喪失がもたらす脅威があったからこそ、あなたはこの本を手にとり、人生を変えようとしているのかもしれません。喪失はあなたが依存と向き合うための重要な動機になり得ます。そういう時、喪失自体に目を向けることはとても大事です。以前、このようにあなたは動機づけられ、しかし自分が相変わらず依存行動にとらわれていることに気づいたのでしょう。動機はあなたの「旅」のなかで鍵になるものではありますが、それだけでは不十分です。もしそれだけで十分ならば、もう何年も前にあなたは依存行動を止めることができたはずです。本当の意味での治癒や長期の回復を経験するためには、依存の根底にあるもの（喪失、あるいはその感情に伴うもの）に目を向けなければいけません。喪失によって引き起こされる感情がどのように依存行動につながっていくかを知ることは、喪失－依存サイクルから離れ、人生のコントロールを取り戻すための本当の鍵となるでしょう。

キースの物語

キースはもう20年もの間、メタアンフェタミンへの依存をやめてはまた始め、もがき苦しんでいる。初めて使ったのは20代前半で、まだ彼が軍隊にいた頃である。退役して8年が経つが、その頃以上に使っている。彼はメタアンフェタミンを使った時の、何ものにも触れられない、傷つけられないという感覚が気に入っている。しかし、自分がいつも嘘をつくこと、失職すること、子どもが彼のもとを去っていったこと、妻がいつも落ち込んでいることといった、メタアンフェタミンの生活への影響は嫌っている。キースは自分がみなに対して怒っていること、一緒にメタアンフェタミンを使う隣人ばかりと時間を過ごしていることに気づいた。

本当はこんな人生を望んでいないキースは、この20年間に何度か、メタアンフェタミンをやめて素面に戻ることができていた。一時、彼は3年間使用せずにいられた。しかし、他でもない、隣人の家でまた使い始めた。メタアンフェタミンなしの人生はとてもよいもので、彼は長期にわたって素面でいられたのに、なぜまた戻ってしまったのか？

絶望と戸惑いを感じ、キースは最後の手段として治療を受けにきた。治療のなかで、彼は自分の依存行動を解明するためのタイムラインを作成した。彼はとくに、依存行動が強まる時期と、とても無力に感じる再発期に注目した。キースはまた、人生における喪失が何であるかを特定し、それを癒し始めるという難行をした。最終的に彼は喪失と依存心を結びつけることができた。彼は再発がたいてい春先に起こることに初めて気づいた。子どもの頃に頼りにしていた祖母が予期せず死去したのも同じ時期である。彼のもとを去ることを望む妻とよく口論し、責め

立てていたのもまた同時期である。

　キースは喪失－依存サイクルがどのように自分の人生を支配しているかを理解し始めている。祖母の死が、自分ではどうすればよいかわからないほどの強い感情をいかに搔き立てたかということを彼は理解した。さらにまた、妻を失う恐怖心が彼を依存へと向かわせ、結局妻を失うことになるだろうことを彼は理解した。

　この治療を通して努力し、喪失－依存サイクルが彼の人生を乗っ取ろうとしていたことが彼にもはっきりと見えてきた。彼は新しい積極的な対処スキルを学び、マインドフルネスの練習を始めた。それはゆっくりとした旅だが、キースは新たな生き方に身を投じ、長く素面を続けている。それ以上に、平和さや平静さが、この先長期にわたり自分を依存から離れさせ、素面でいさせてくれるだろうと彼は思っている。

依存と喪失タイムライン

　あなたはキースのように、この作業を通じて自分をコントロールできるようになります。喪失－依存サイクルと、それがどのようにあなたに影響しているかを本当に理解するために、あなたは自分を顧みて、人生のなかで喪失と依存がどのようにつながっているかを知る必要があります。それは依存と喪失の詳細なタイムラインを作ることによって可能になります。

エクササイズ 7.1　依存と喪失タイムライン作成

　表の左側に、あなたの喪失とその時の年齢を、早い順に上から書き入れましょう。もしわかるならば日付や季節も年齢と一緒に書きましょう。はっきりわからなくても大丈夫です！　できるだけ多くの情報を挙げればよいのです。エクササイズ5.1「喪失チェックリスト」に戻ってみると役に立つかもしれません。タイムラインに喪失を何個入れるかはあなた次第ですが、少なくともエクササイズ5.2「喪失を特定する」で挙げた主な五つの喪失は入れたほうがよいでしょう。

　表の右側には、依存に関する重要な出来事を書き入れてください。依存対象への接触を一番上から書き始めてください。それぞれの出来事が起きた時の年齢と、もしわかればその日付を書き入れましょう。喪失の時と同じように、ベストを尽くしましょう。完璧にやろうとしてストレスを感じてしまう

のはよくありません。深呼吸をし、その過程を信じ、エクササイズをこなしながら前進していくことが重要なのです。このために、エクササイズ6.5「依存行動のタイムライン」を見返すとよいでしょう。たいてい、自分の依存が強まっていることに気づいた時、もしくは再発が起こった時のことを知りたいものです。

喪失	依存に関する出来事

エクササイズ 7.2　依存と喪失タイムラインの振り返り

　下記の空欄かあなたの日記を使って、先ほど作った依存と喪失タイムラインを振り返ってみましょう。下記の質問を手引きとしてください。そして、他の思考やアイデアを加えましょう。

1. どの喪失体験が、初めての依存（使用、行動）とつながりますか？

2. 依存行動を始めた時、どんな感情を避けようとしていましたか？

3. 依存行動の結果としてどのような喪失が起きましたか？

[第7章] 依存と喪失のつながり　141

4. ある喪失が、依存行動をやめる、あるいは減らすための動機づけになったことがありましたか？　もしそうであれば、どんな効果がありましたか？

5. 依存行動が悪化したり再発した時、どんなパターンがみられますか？

6. 依存と喪失タイムラインについてのその他の思考やアイデア

喪失記念日

　依存と喪失タイムラインを作成し、それらについて振り返る質問に回答したことで、喪失と依存行動がどのようにつながっていたかよくわかったはずです。次のステップはあなたの喪失記念日を見つけることです。喪失記念日とは、一年のなかであなたが喪失のことを思い出しやすい時のことです。

　依存と喪失のタイムラインによってあなたが気づいたことの一つは、ある特定の時に依存行動をするということです。それは喪失記念日が、いまだどうにも対処できないほどの強い情動や悲しみを駆り立てるからです。あなたはそのような感情と一緒にいようとはせず、自分にとって最もなじみのある情動をごまかす方法、つまり依存に惹かれてしまいます。依存行動をコントロールする最も強力な方法の一つは、喪失記念日を記録することです。この章の残りの部分では、喪失記念日についてと、それをどのように扱うかについて取り上げます。

ケーシーの
物語

　退役する前、ケーシーは海軍で3回イラクへ行軍した。戦闘で彼は親友のトミーを失った。新兵訓練中の頃からの知り合いで、お互い兄弟のような、いやもしかしたら、兄弟よりも近い存在だったかもしれない。トミーを失ったことはつらかったが、ケーシーはそのことを押しのけ、仕事に没頭した。

　最後の行軍から戻って数ヵ月後、ケーシーは妻との間に問題が起こっていることに気づいた。妻によると、ケーシーは以前より怒りっぽくなり、突然かんしゃくを起こし、ほぼ毎晩就寝中に激しく寝返りを打ったり叫んだりする。妻はケーシーがどこにも出かけようとしないことに不満を唱えた。ケーシーは妻を幸せにしたいと考えてはいたが、人混みや大きな騒音は彼にとってあまりに不快だった。ケーシーにとって心休まる時はなく、ずっと赤ん坊の様子を窺ったり、すべてのド

アに鍵がかかっているのを確認したりした。このような感情の時にどうすればよいかわからず、彼はマリファナを吸い始めた。ほぼ毎日吸っていた。

数ヵ月後、ケーシーの妻は、怒りっぽさなどについて彼が治療を受けるよう主張した。彼は在郷軍人局でカウンセリングを受け、PTSDと診断された。ケーシーは、PTSDと、妻から見た彼自身の変化とのつながりを理解し始めた。このことは役には立ったが、マリファナを吸うことはやめられなかった。ケーシーはマリファナがストレスや怒りを解消してくれることに気づき、それを本当に自分がやめたいのかわからなかった。日々の生活にストレスと惨めさしかないとしたら、どうだろうか？　結局、海兵の勇気と強さによって、ケーシーは素面に戻ろうと決めた。彼はみずから幸福のバランスや感覚を探るためにマインドフルネスの技術を習得することを望んだ。彼は喪失のパワーについて学び、トミーの死のみならずもっと以前の喪失にも目を向けるというより深い回復のプロセスを始めた。

ある日、ケーシーは治療を受けにきて、何もないところから現れた怒りや苛立ちを伴う特別につらい一週間を過ごしたことを話した。ケーシーはこう言った。「先生、私はみなに対して激昂していました。妻、近所の人たち、通りを歩く見知らぬ人たち。赤ん坊でさえいつもより大きな声で泣いているように感じ、それで私はおかしくなってしまったんです！　私は壊れてしまいました。私はすぐに皿のなかにあるものを吸うことを思いつきました――わかるでしょう、マリファナのかけらです。すべての怒りや苛立ちはどこからともなくやってくるような気がしていたのです。私は、自分は単にマリファナが必要な男だということなんじゃないか、と考え始めました。それがないと怒りっぽい愚か者になってしまう。もう一度使えばうまくやれるんじゃないか、と。こんなことをあなたには言いたくないですが、実は薬の売人の電話番号を調べるために古いカレンダーを引っ張り出したんです。だけど助かりました、なぜだかわかりますか？　もしそれを見なければ、決して思い至らなかったでしょう。私は日付を見たのです。先生、それはトミーの誕生日でした！　私はそれすら覚えていませんでした。少なくともそのことを考えていませんでした。だけどそれに気づいた時に、すべてを理解しました。私のなかにあったものはトミーについての考え、トミーを失ったことの悲しみだったのです。もし彼が生きていたら、その日は彼と話し、もしかしたら誕生日だから私の子どもに会わせに行ったかもしれない。こんなふうに考えるのはおかしいけれど、彼はもう私の子どもに会うことはありません。もっとおかしな考えですが、トミーはもう誕生日を迎えることはできません」。

ケーシーがその日、感情から逃れたい衝動に負けて再使用したとしても不思議

[第7章] 依存と喪失のつながり | 143

はありませんでした。運のいいことに、ケーシーは治療のなかで喪失記念日について学んでいました。それがいかに密かに近づいてきて、回復した彼を再び破滅させようとするのか、彼はすでに知っていました。このことを理解していたため、ケーシーはその週の戦いに勝利することができたのです。

以下に喪失記念日の例を挙げます。

■ 喪失した出来事があった日（事故、引っ越し、破局、離婚、トラウマ、愛する人との死別など）
■ 誕生日
■ 休日（宗教上の休日、感謝祭、母の日、父の日、記念日、復員軍人の日）
■ 結婚、もしくはそれに関する記念日
■ あなたと失った人との関係における特別な日（出会った日、その人との関係のなかでその他の特別な日もしくは記憶に残る出来事があった日）

喪失記念日のための準備

今読んだ事例について、ケーシーは喪失記念日がやってくることを理解していなかったので、心構えができていませんでした。その結果が、一連の何もないところから現れる強く悩ましい情動でした。それらの情動やそれに伴う思考で、ケーシーはマリファナの使用に引き戻されそうでした。しかし、一度喪失と依存行動とを結びつける作業をし、自分が喪失記念日を扱っていたのだと理解したケーシーは、踏みとどまり、苦痛の感情の本当の原因——トミーを失ったこと——に取り組むことができました。こうしてケーシーは健全に悲しむことができました。ケーシーは感情をごまかしたり、薬を使うことで感情に制圧されたり操られたりするのではなく、自分で感情を潜り抜けることができました。

エクササイズ 7.3　喪失記念日カレンダー

喪失記念日への最初の準備は、それらがいつやってくるかを理解することです。このカレンダーを使い、可能性のある喪失記念日を関係のある月のところに書き出しましょう。もしわかれば特定の日付も入れておきましょう。

1月	2月	3月	4月
5月	6月	7月	8月
9月	10月	11月	12月

　次に、もし正確な月がわからなくても、特定の季節と結びつけられる喪失記念日を書き入れましょう。

春	夏
秋	冬

【特定の引き金】

　喪失記念日に伴う、あなたの経験に特有の「特定の引き金」もありそうです。特定の引き金というのは、人生における喪失を思い出させるものです。以下の例を参考にしてみましょう。

【サムエルの物語】

　サムエルは髭剃り後のにおいの強い教師に苦しめられていた。髭剃り後のかおりは時々サムエルに大人になってからもなお強い感情を呼び起こした。このようなことがあると、サムエルは自分がパソコンでポルノ画像を何時間も見続けることに気づいた。

[第7章] 依存と喪失のつながり | 145

【パトリシアの物語】

　パトリシアはある夜ひどい自動車事故に遭った。以来、暗くなってから高速道路を運転していると時々、他の車のヘッドライトが彼女に恐怖感やパニックを引き起こした。パトリシアは夜に運転して家に帰った時——あるいはもっとひどい場合には出かける前に——、出かける前よりもひどくマリファナを吸ったり、あるいは余分に安定剤を服用していることに気づいた。

【エンリケの物語】

　7歳の時、エンリケは叔父が心臓発作で亡くなる場面に出くわした。ある日、リビングルームで彼の子どもたちが遊んでおり、息子が突然地面に倒れるふりをした時、彼は激怒した。彼は子どもたち全員を部屋に戻し、彼自身はその夜ずっと裏庭でビールを飲んで過ごした。

【ベティの物語】

　5歳の時、ベティの母親は祖父母のもとに彼女ときょうだいを置き去りにし、8ヵ月間戻ってこなかった。ベティは友人や家族がバケーションに出かけるたびに不安やイライラが募ることに気づいた。こういう時、彼女はしばしば電話の電源を切り、オンライン賭博に没頭する。

エクササイズ7.4　「特定の引き金」のためのワークシート

　あなたを依存行動へと駆り立てる「特定の引き金」は何でしょう？　それらは見えるもの、においのするもの、感じることができるもの、聞こえるもの、あるいは出来事でしょうか。特定の引き金に注意することは、しつこい喪失 – 依存サイクルとの戦いにとても役に立つでしょう。このワークシートを使って、思いつく特定の引き金を挙げてみましょう。

特定の引き金：＿＿＿＿＿＿＿＿＿＿＿＿＿＿＿＿＿＿＿＿＿＿＿＿＿＿＿＿

それと関係する喪失：＿＿＿＿＿＿＿＿＿＿＿＿＿＿＿＿＿＿＿＿＿＿＿＿

特定の引き金：＿＿＿＿＿＿＿＿＿＿＿＿＿＿＿＿＿＿＿＿＿＿＿＿＿＿＿＿

それと関係する喪失：＿＿＿＿＿＿＿＿＿＿＿＿＿＿＿＿＿＿＿＿＿＿＿＿

146 **Part.2** 喪失を見つめる

> 特定の引き金：＿＿＿＿＿＿＿＿＿＿＿＿＿＿＿＿＿＿＿＿＿＿
> それと関係する喪失：＿＿＿＿＿＿＿＿＿＿＿＿＿＿＿＿＿＿

　喪失記念日を保持し続けることは少し悩ましいように思えるかもしれません。もしかしたら、痛ましい思い出でいっぱいのカレンダーは欲しくないと思うかもしれません。「それが本当の答えなのか？」「常にこのことを考えている必要があるのか？」「依存から回復するためには自分の喪失に取り組む必要があるのか？」などと思っているかもしれません。

　いいえ、喪失記念日や特定の引き金に備えるために、常に喪失に注意している必要はありません。あなたの回復が進むにつれ、いつも見張りをしているような感じを抱くことなく、それらがいつやってくるかがわかるようになるでしょう。

> **エリザベスの物語**

エリザベスはリハビリを終えて治療を受けにきた。彼女は処方された抗不安薬とアルコールの乱用を何年も続けていた。

　エリザベスは言った。「怖い映画のなかで、どこかにいる殺人犯がこちらに近づいてくるのがわかっていて、ずっとそんな緊張感が続いている感じがわかりますか？　おお、耐えられない！　イライラする！　それが以前に私がおかれていた状況でした。何かがまずいことはわかっているけど、いつそれが自分に訪れるかはわからない。こういう何もないところから現れる感情に襲われていました。自分の喪失記念日や特定の引き金を理解することがどのくらい役に立つか、説明できないほどです。初めて祖父から嫌がらせを受けたのはちょうどクリスマスの時期でした。ジンジャーブレッドクッキーのにおいが時々私をその場面に引き戻すのです。本当にストレスを感じたり、ふさぎ込んだり、あるいは落ち込んだ時、私は深呼吸をします——必要なら100回でも！　そして自分の身に何が起きているかを見つめます。もっといいのは、喪失記念日や引き金に対しての準備ができて、さらに何らかのセルフケアをすることです。もう嵐で転覆しそうな小舟のような気分を味わわなくていいことに私はとても感謝しています。こうしたことを理解することで、私は現実に戻ってくることができました」。

結論

　これまでにやってきたことを振り返るのに少し時間をとりましょう。第1章では、あなた自身の感情を知ることを始めました。第2章では、自分の思考に精通

するようになりました。第3章では、自分の行動に注目し、人生における価値観を明確にしました。第4章ではマインドフルネスに出会い、決めつけなしに自分の悩みを見つめることを学びました。第5章と第6章では、自分の喪失と依存行動を特定するという重要な作業をしました。そしてこの章では、喪失記念日と特定の引き金を突き止め、それらと自分の依存とのつながりに気づきました。

　基本的にあなたは徐々に自身のことをよく理解できるようになっています。自分の心がどのように働くのか、自分が情動に対してどのような反応をするのか、そして引き金は何なのか、学んでいます。それにしても、なぜこれらすべてのワークとエクササイズが必要なのでしょうか？　あなたがこれらのことを自覚することに関して、何がそれほど重要なのでしょうか。

　注意することで強くなれるのです！　アルコホーリクス・アノニマスの『ビッグブック（Big Book）』（2002）では、酒のことを「狡猾で、不可解で、強力」であり、「とらえどころのない敵」と呼んでいます。依存はたしかに強くて賢い敵です。たぶん、あなたは長い間その敵と一人で戦おうとしていたのでしょう。おそらくそこに希望は見えてきません。見えない敵と戦うことは恐ろしく、そしてうまくいかないものです。あなたがこれまでやってきたすべてのエクササイズ、よく考えながら読んできたすべての文章が、見えない敵を見えるようにしてくれました。今やその敵は見えるようになったのだから、戦い方も見えてきたかもしれません。以前と同じように常習犯的な思考に操られることはもうありません。あなたは敵の戦い方を知っているのです。あなたの感情があなた自身を圧倒することはありません。感情がどこからやってくるかということ、そしてそれに耐えられることをあなたはわかっています。喪失があなたの人生を襲うことはありません。敵を見えるところに運び出し、あなたは回復しているのです。そして最終的に、依存にあなた自身が支配されることはもうありません。たとえ今の時点ではまだその敵に苦しめられているとしても、以前のように救いようもなく手のひらの上で踊らされているわけではありません。あなたは依存が自分に対して何をしているかを知っていますし、出口があることもわかっています。注意することで、この戦いに勝つのに必要な力が手に入ります。

　あなたは今や、いつが喪失記念日なのか、どんな特定の引き金があなたを依存行動へと追いたてるかについてのたしかな知識を手にしています。ですから、次の章ではマインドフルネスの技量をさらに伸ばすことに専念することができるでしょう。自分の情動や経験を受け止める、あるいは耐えるための新しく効果的な対処方法をこれからも学んでいきましょう。

ゴメス一家の場合

　トニーとカルメンはこの章ではそれぞれのやり方でワークに励んだ。

　カルメンは彼女にとって最も重要な二つの喪失である乳房切除手術、エージェーの死と、自身の依存行動とがつながっていることに気づいていくにつれ、より大きな平穏を感じるようになった。自身の喪失−依存サイクルをはっきりと俯瞰することで、彼女はより強く自制する感覚を得ることができた。今後も時にまた難局が訪れることはわかっていたが、少なくとも見知らぬ敵と戦っているわけではないことを彼女は理解した。カルメンはトニーとの関係を修復する方法をこれまで以上に考え始めている。カルメンは、苦痛を感じ傷つきやすく感じている時、彼に近づく代わりに感情を回避していた。そのために、彼女が死ぬほど修復したいと思っている結婚生活に隔たりが生じてしまった。依存行動がいかに喪失を深めてしまう生き方であるかについて読んだ彼女は、考えた。依存行動は夫をさらに遠くへ追いやっている。もし事態が変わらなければ、自分の価値観のなかでとても重要な結婚生活を失うことになりかねない。しかし、カルメンには喪失−依存サイクルとの戦いの準備ができている感覚があり、負けることはないだろう。彼女はすでに人生における重要な変化を起こしている。まもなく彼女は、結婚生活においても本当の変化を起こすだろう。

　この章でトニーにとって最も有用な発見は、自分の喪失記念日と特定の引き金を見出したことである。時間をかけてワークブックのカレンダーに記入したことによって、トニーは一年のなかで自分が最も再発しやすい時期についての展望を得た。困難な瞬間がやってくることが事前にわかっているということは、トニーにとって大きな違いである。エージェーの命日には家族全員が情動を掻きたてられることをトニーは理解している。トニーはそういう時間に、彼自身や家族へのサポートの仕方を考え始めている。トニーはセルフケアの仕方や、家族が健全に悲しめるための、エージェーの思い出を栄誉に思える方法について考えている。このように先を見越すことで、トニーは活力を感じることができた。彼の飲酒欲求は着実に低下している。

Part.3

パート3

前進する

Moving Forward

Capter 8 Mindful Grieving

第8章
マインドフルな悲嘆

静かでなければならない。
穏やかでいなければならないが、
今世紀それはどんどん難しくなってきている。

——ジェーン・ケニオン

　前の章では、喪失と依存の関係について学び、人生で経験した喪失を振り返る機会をもちました。簡単ではありませんでしたが、喪失と依存行動の関係を明らかにするのに、とても役立ちましたね。驚くようなパターンをいくつか発見したかもしれません。依存行動の引き金になる喪失を発見できたかもしれません。これは依存を癒す旅にとって重要です。これまで頑張ったことをお祝いします。

　この章では、マインドフルネスと、受容することについてもう少し掘り下げていきます。また、喪失を手放すことを取り上げます。穏やかで、反応しない自分の新しい土台を作っていきます。このスタートを面白そうだと感じますか？　いくつかのエクササイズが出されます。もちろん、マインドフルネスについてのどの章も、「抵抗」を扱うことなく完遂されることはありません。変わりたくない、あるいは、今変わりたくないと感じるのは正常です。他の人たちが変化——たとえごく小さなものでも——に抵抗する様子がこの後に書かれています。その人々の抵抗に気づけるでしょうか。他者の抵抗に気づくことができれば、あなた自身の抵抗への気づきにも近づけます。抵抗を無力化するのは**レジリエンス（回復力）**です。レジリエンスは、人生のなかで困難な時に作られたあなたの一部です。われわれにはつらい時間を上手に潜り抜ける能力があります。この章は、個人のレ

ジリエンスを発見し築き続ける助けとなります。もちろん、ゴメス一家について
チェックすることになります。これまでにあなたは彼らを知り、気にかけてきた
ことでしょう。さあ、始めましょう！

> **キャロラインの物語**

　　　　　　　キャロラインは 54 歳の営業マネージャーである。治療者から見
て部屋の反対側にある革製のカウチソファに座った彼女は、「助け
になるとは思えない。セラピーなんて信じられない」と治療者に食
ってかかった。これが治療者との初回面接だった。今まで一度もセラピーを受け
たことはなかった。彼女は 5 週間前に深刻な交通事故に遭い、セラピーに紹介
された。トラックが車の後部に追突し、エアバックが顔に衝突した。そして救急
車で救急救命室に搬送された。エアバッグで命は助かったものの、顔に切り傷
の跡が残った。また肩の捻挫、首の痛み、骨折した 2 本の肋骨の治療が続いていた。

　まだ職場には復帰していない。道路では運転に恐怖を感じた。先週は、かか
りつけ医との面会に行く際、車の運転をしていて、パニック発作を起こしたと思
った。駐車場に車を停め、不安な感覚がなくなるのを待った。

　彼女は小さなことで苦しんでいた。夫が彼女を支えようとしているにもかかわ
らず、彼に対してとてもイライラしている自分に気づいた。25 年の間、幸福な結
婚生活を送っていた彼らにはこれはおかしな事態だった。

　日中は、家のなかで一人で過ごしがちになった。友人や成人した子どもたちか
らの電話があっても、折り返さなかった。怒りと混乱を感じていた。交通事故の
前は、彼女は陽気で社交的だった。友人と飲みにもいっていた。今は、たいて
い午後一時に、毎日ワインボトルを開けることを自分が楽しみにしているのにふ
と気づくのだった。コルクが立てるポンという音が気に入っていた。毎日、一人で
ワイン 1 本を飲み干した。空のボトルを夫から隠していた。夫が何を思おうがま
ったく気にはならなかったが、口論はうんざりだった。口論の後は、鎮痛剤を服
用した。その間は、首がもっと痛むようだった。昨日、痛み止めの処方箋をもら
った。ふと、「先生はどれくらいの期間、この処方箋を出してくれるのだろうか」
と彼女は思った。

　キャロラインは、自分の人生が交通事故の後すっかり消え去ったと感じた。現在、
自分が誰なのか、どのようにしたら昔の自分に戻れるのかわからなかった。事故
のことや、自分がどんなふうに毎日もがき苦しんでいるかについて話すのを恥ず
かしく感じた。その日のセラピーセッションが終わった時、彼女は始まる前より
も搔き乱されていた。次の週のセラピーを予約したが、次は間違いなく行かない
だろうと確信していた。駐車場の車のなかで彼女は「何もうまくいかない」と考えた。

[第8章] マインドフルな悲嘆 | 153

　次の週、結局キャロラインはセラピーに戻ろうと決意した。直前の面接の後には憤慨していたが、またカウンセリングを試してみることにしたのだ。依存から離れるのに何ヵ月もかかったことを彼女は自覚しており、癒しには時間がかかると気づいていた。

喪失後の対処

　あなたもキャロラインのように、人生のなかで重大な喪失を経験したことがあるかもしれません。彼女にとっては、傷と、怒りと、引きこもりをもたらした深刻な自動車事故が喪失でした。彼女は昔の自分を喪失し、知らない誰かとともに後に残されたと感じました。あなたも彼女のように、混乱や不愉快な気持ちへの対処のために、アルコールや薬物を使ったことがあるかもしれません。第４章ではマインドフルネスの基本を学びました。また、実践できるマインドフルネススキルを獲得しました。いつでも第４章に戻り、スキルを復習し、実践の時間をとってください。そのうえで、この章では、あなたがこれまで学んだことに加えて、何か物や誰かを喪失した体験に関して助けになるマインドフルネススキルに焦点を当てていきます。

　先ほど見た通り、キャロラインは、トラウマティックな交通事故を経験して以来、それ以前とは違う感じ方をするようになりました。さあ、今が「観察者」となるチャンスです。少し時間をとって、キャロラインについての以下の質問に答えてみましょう。他者が喪失に対してどのように対処しているかを知ることができればそれだけ、自分自身の対処方法を振り返ることができるようになります。

エクササイズ 8.1 **観察者になる**

・自動車事故の後、キャロラインが喪失したものを記入しましょう。

・対処のためにキャロラインがしていることを記入しましょう。

・あなたが考える、キャロラインにより役立つ対処を記入しましょう。

・あなた自身が、喪失に対して行った対処を記入しましょう。

よくできました。キャロラインが、喪失や苦闘をどのように経験したか、どのように対処したかを観察できましたね。自分自身のことも、より観察できるようになるでしょう。

何もうまくいかない？

高名なスイスの精神科医カール・ユングによる「あなたが抵抗するものは持続する」という有名な格言があります。「抵抗」とは、受容の拒絶や、それがそこにないかのように振る舞うことをいいます。カール・ユングは興味深い発見をしています。自分自身の一部に抵抗した人々は、抵抗された自分自身の一部によって悩み続けるのです。実際、人々が抵抗したものはより大きく強くなるのです（2006）！　典型的なパターンを見てみましょう。人は問題に抵抗し、問題はそのままとどまります。人は問題にさらに抵抗し、問題はもっと大きくなり、際立ってきます。問題の受容を拒否すると、さらなる痛みが生じるのです。この悪循環がわかりますか？　こうしたことがあなたに起こったことがあるでしょうか？　まったくうまくいかないように感じる時もあるものです。次は、問題を無視すると起きる事柄を理解するためのエクササイズです。あなたはまた、自分の前にある問題に出会った時に何が起こるかを探求します。少し時間をかけて次のエクササイズをやってみましょう。あなたを悩ませている問題に集中する時間を取りましょう。

エクササイズ 8.2	無視　対　受容

・あなたが無視すると決めた問題を書いてみましょう。

・あなたが問題を無視した時に起きた事柄を記入しましょう。問題を無視した結果は何でしたか？

・もしあなたが問題を受容していたらどうなっていたかを記入しましょう。問題を受容したらどうなっていたでしょうか。

[第8章] マインドフルな悲嘆 | 155

　私たちはみんな、感じたくない事柄に抵抗してきました。抵抗のもとになる主な感情は恥です。キャロラインは、自分をもはやコントロールできないことを恥ずかしく感じていました。恥を経験しないように一生懸命努力しましたが、ほころびが見え始めました。奇妙なことに、真実の感情を受容するよりも、目を背けるほうがより疲れるのです。もしセラピーに戻るなら、最初は、治療者と一緒に部屋でただ静かに座っている必要があります。それが役に立ちます。静かに座っている状態は、言うは易し、行うは難し、です。キャロラインには、たくさんの情動が湧いてきます。静かに座ることを試してみると、何が起こるか一番よくわかるでしょう。次のエクササイズをやってみましょう。

| エクササイズ 8.3 | **小川を流れる葉** |

　家のなかで、気が散るものがない場所を見つけてください。椅子に座り、両足を床に置き、手は太ももの上に置きましょう。または、床に座り、足を組んで、手を膝の上に置いてもかまいません。どのように座るかはさほど重要ではありません。1 回 5 分から始めます。自分で 5 分間計れるように、遠慮なく、近くに時計を置いてください。

　目を閉じましょう。もし思考が心になだれ込んできても大丈夫です。思考をもつことがあなたの心の仕事です。

　小川に流れる葉のように、一度に一つずつ、それぞれの思考を漂わせましょう。小川を流れる葉を思い浮かべましょう。葉が見えるでしょうか？　何色ですか？　どのくらいの大きさですか？　最初に、批判的な思考や、不愉快な感情をもつことは大いにあり得ることです。「こんなことは馬鹿げている」とか。小川を流れる葉のように、思考を漂わせましょう。「やることがたくさんあるのに、なぜ、ここにただ座っているの？」などの思考もです。その葉が小川を流れています。「自分の人生のなかで最も長い 5 分だ」といった思考の葉も、小川を流れていきます。思考の一つひとつが葉になり、感情の一つひとつが葉になります。思考や感情のすべてに、十分な葉があります。一度に一つずつ、それぞれの思考や感情を、葉の上に浮かべましょう。思考を小川に流すことには、シンプルな喜びがあります。一つひとつの思考は、自由に動きます。葉の動きをブロックする障害物はありません。川はスムースに流れています。次の思考、次の葉、次の感情、次の葉──。葉が小川を流れていきます。

1日に1回または2回、座ってこのエクササイズを行いましょう。1回につき、5分間から始めましょう。「小川を流れる葉」のスキルを忘れずに使いましょう。うまくできる時間を選びましょう。その日が始まる前の、朝の時間がベストでしょうか？　毎日5分間、職場でこのスキルを実施できますか？　夕方以降がよい時間でしょうか？　1日5分間を1ヵ月間続ければ、10分間に移行する準備ができているでしょう。急がないようにしましょう。

毎日、数分間座るだけでも、変化に気づくでしょう。忘れないでください。あなたの思考や感情のぶんだけ葉はあります。

「徹底的な受容」についてもう一度

「小川を流れる葉」のエクササイズで、あなたの心は落ち着き始めていることでしょう。第4章では、物事を決めつけずに世の中にいる方法として、「徹底的な受容」について学びました。ここで、ありのままの事実を受容するという考えを復習しましょう。あなたにとってこれは奇妙な考えかもしれません。「怒っていることをどうやって受容するの？」とか、「恥ずかしいことをどうやって受容するの？」と思うかもしれません。その通りなのです。最初、この考えは奇妙に見えます。

キャロラインの話に戻りましょう。キャロラインは、自動車事故で混乱し、傷つき、怒っていました。もし、この経験や自分の感情を受容していたら、最初は奇妙に感じたかもしれません。これをさらに進めてみましょう。あなたが嫌っているあなたの一部を受容するだけではなく、抱きしめてみるとどうなりますか？あなたの嫌いなあなたの一部分が贈り物のように、包装紙に包まれて、あなたに贈られたらどうでしょうか。

- ここに、「混乱の贈り物」があります。この「混乱の贈り物」から、自分自身について何を学べるでしょうか。
- ここに「傷ついた気持ち」の贈り物があります。この「傷ついた気持ち」の贈り物から、自分自身について何を学べるでしょうか。
- ここに「怒りの贈り物」があります。この「怒りの贈り物」から、自分自身について何を学べるでしょうか。

もはやあなたは、これらの感情に抵抗せず、抱きしめています。何に気づきま

[第8章] マインドフルな悲嘆 157

したか？　感情はより大きくなりましたか、または小さくなりましたか？　感情
のコントロールはより簡単になりましたか、または難しくなりましたか？　自分
の感情と戦わない状態をどのように感じますか？　自分への思いやりに気づくか
もしれません。ささやかな優しさがとても役立ちます。今まで、自分以外の他者
に対して、自分が優しかったことに気づきましたか？　この次のエクササイズで
は、あなたの情動世界を自分自身に贈る実践を行います。それによりあなたは深
い受容に感づき、立場は逆になるのです。試してみる準備はできましたか？

エクササイズ 8.4　あなた自身への贈り物

少し時間をとって、あなたを悩ませている問題や状況を振り返ってみましょ
う。おそらくこの問題や状況はかつて、害がある行動や依存行動へとあな
たを駆り立てました。

1. 問題や状況を記入しましょう。

2. 次に、問題や状況についての感情を簡潔に記入しましょう。

3. 次に、ステップ2の感情リストを使用して、次の文章の空欄を完成させ
   ましょう。
   私は自分に「　　　　　　　　　　　　　　　」の贈り物をします。
   私は自分に「　　　　　　　　　　　　　　　」の贈り物をします。
   私は自分に「　　　　　　　　　　　　　　　」の贈り物をします。

4. 贈り物を想像しましょう。あなたは自分の感情をリストにしました。今
   度は、メッセージを自分のものにするため、イメージを使用します。目
   を閉じましょう。

   素敵に包装された贈り物を想像しましょう。誰かがあなたのことをよ
   くわかっていたに違いありません。その贈り物は、あなたを笑顔にする
   紙で包装されています。もしよければ、微笑んでください。贈り物を両
   手で受け取って前方に持ちます。贈り物に対しての感謝を静かに述べま
   しょう。目を閉じたままで、贈り物を開け始めます。ゆっくり、包み紙
   をはがしていきます。蓋を開けましょう。中を見ましょう。何が見えま
   すか？　それはあなたの感情です。怒り、混乱、内気さ、悲しみ、悲嘆

などです。今、感情を投げ出したり、反応したりするのではなく、ただ、受け入れましょう。それだけです。その感情はあなたものです。それらを受け取りましょう。目を閉じたままで、ありがとう、ありがとう、と言いましょう。

このエクササイズの目的は、感情的な葛藤から、情動を受け止め、そして抱きしめる状態への移行です。もがいている状態から、平穏な状態でいる強さ（ストレングス）への移行のプロセスです。ストレングスは、あなたがよりよい感じ方や対処を身に着けていくうえで重要な性格特徴です。次に、あなた個人の回復力（レジリエンス）のタイプにおけるストレングスを見ていきたいと思います。

個人のレジリエンス

この本を買うことで、あなたはすでに幸福になると誓っています。人生をさらによくしようという、はっきりとした動機づけをもっています。この章は、あなたが自分のレジリエンスについての知識を確認し、その知識をどのように使用していくか、思い出せるようになっています。

答えが「時々」の時、「はい」もしくは「いいえ」を選ぶのは難しいかもしれません。現時点で一番ぴったりだと思える答えを選ぶようベストを尽くしてください。

エクササイズ 8.5 個人のレジリエンスクイズ

以下の 10 問は、アメリカンホリスティックヘルス協会（ahha.org）の許可を得て改変したものです。正直に質問に答えましょう。「はい」か「いいえ」にマルをつけてください。クイズが終わったら、三つのレジリエンスのゴールを記入しましょう。

1. これから始まる一日に対する意欲をもって、朝、目覚めますか？──はい・いいえ
2. やりたいことをするために十分なエネルギーがありますか？──はい・いいえ

3. よく笑いますか？──はい・いいえ
4. 人生のなかでの困難に対する解決策を自信をもって見つけられますか？
   ──はい・いいえ
5. 自分の価値を実感したり、よく評価されていると感じますか？──はい・
   いいえ
6. 他人をよく評価して、それを知らせていますか？──はい・いいえ
7. 温かみや思いやりのある友だちや家族に囲まれていますか？──はい・
   いいえ
8. あなたが毎日する選択は、自分がしたいことですか？──はい・いいえ
9. 身体と肯定的な関係をもっていますか？──はい・いいえ
10. 毎日、落ち着いた時間を楽しんでいますか？──はい・いいえ

※アメリカンホリスティックヘルス協会のブックレット *Wellness from Within: The First Step*（2003）から許可を得て改変。

　もし、この質問に一つでも「いいえ」の答えがあったら、喜ばしいことです。変化の必要があるところが特定されたのです。「いいえ」と答えた解答の一つを取り上げて、ネガティブな反応の方向を変える行動を起こしましょう。自分を助ける方法を考えることができますか？　たとえば、もしあなたが最初の問いに「いいえ」と答えていたら、それを個人のレジリエンスの目標にしたいと思いますか？　もしこれを達成目標にしてもいいと思うなら、以下のスペースに変化のための計画を書きましょう。目標と、それを達成するための具体的な計画の両方を書くのです。つまり、目標と行動変容です。

【個人のレジリエンスの目標例】
私はこれから始まる一日に対する意欲をもって、朝、目覚める努力をします。5分間の瞑想か、15分間の近所の散歩で朝をスタートさせます。

【あなたのレジリエンスの目標】
あなたの目標1:＿＿＿＿＿＿＿＿＿＿＿＿＿＿＿＿＿＿＿＿＿＿＿＿＿＿＿
あなたの目標2:＿＿＿＿＿＿＿＿＿＿＿＿＿＿＿＿＿＿＿＿＿＿＿＿＿＿＿
あなたの目標3:＿＿＿＿＿＿＿＿＿＿＿＿＿＿＿＿＿＿＿＿＿＿＿＿＿＿＿

悲嘆を悼む

　私たちみんなに「変化したくない」という部分があります。不快のなかで快適さを感じるのもあなたの一部です。少なくとも、不快であることは身近なことです。自分が今までやってきたことと違う行動をするのですから、違和感をもつでしょう。しかしなぜ不快なのでしょうか？　「寝た子は起こすな」ということわざもあります。しかし、よりよく感じるために自分に挑戦するのは、次のステップにつながるのです。ロナウド・アレキサンダーはその素晴らしい著書『賢い心、開かれた心（*Wise Mind, Open Mind*）』（2008）のなかで、「すべての変化は喪失を含んでいる」と述べています。喪失に対処する時でさえ、より大きな喪失が含まれます。あなたは自分の反応の仕方を変えていくのです。

　マインドフルネスは、個人のストレングスを強めていくものです。マインドフルな悲嘆の目的は、喪失に対する見方を変化させることです。それは穏やかさ、集中していること、反応しない状態に関するものです。

　子どもの時、寝る時間のことで両親と争った経験はありますか？　あなたは一切のことを見逃したくなくて、寝ないで起きていたかったのです。長い一日で疲れていても、起きていたかったでしょう。あなたは、親しみを込めて「眠気に抗う戦士」と呼ばれたものでした。たとえ眠るのがよいことでも、眠りと戦ったのです。原理は同じです。あなたが抗わずに許すと、それに代わって自然な穏やかさが現れてきます。でも私たちの多くはそれと戦いたくなります。「穏やかさに抗う戦士」になってはいけません。人生のなかに、新しい穏やかさのためのスペースを作りましょう。

エクササイズ 8.6	「穏やかさに抗う戦士」になるな

　あなたはたぶん、ここで笑ったでしょう。実際、あなたは「穏やかさに抗う戦士」かもしれません。秘密は表に出ました。物事がうまくいき始めると、あなたはいつも「このよい感情はいつ終わってしまうの？」と密かに考え始めるのです。あなたの思考はなだめられることはなく、ネガティブな方向に向かっていってしまうようです。実際、このワークブックを使用してエクササイズをしてからは一日中、よい感じを得始めたかもしれませんが、あなたは自分が成功すると信じることができません。あなたは晴れた日に黒い雲をいつも探すタイプの人なのです。重度の「穏やかさに抗う戦士」になる素質

があるのです。もしそうならば、今このエクササイズをやってみたいと思いませんか。

　何も問題ありません。心の中で、苦しさを感じたらいつでも、「何も問題ない」という言葉を繰り返しましょう。これは大変な一日を過ごしている間中、実践できることです。重要なイベントや会合の前、飲酒・薬物使用・不健康な行動の古いパターンに戻りたいという衝動を感じた時、過去の痛みを伴う出来事の記憶にはまった時などに、「何も問題ない」という言葉を繰り返しましょう。それはあなたを穏やかにするための決め台詞です。この言葉を準備しておけば、「穏やかさに抗う戦士」にはならないでしょう。

エクササイズ 8.7　言葉とともに歩く

　あなたはすでに「小川を流れる葉」瞑想のエクササイズを習得しています。毎日5分間、座る実践ができています。「何も問題ない」という言葉を繰り返す先ほどのエクササイズにより、穏やかさにつながる寛容さを築いてもいます。今、また新しいスキルを増やすチャンスです。言葉とともに歩くこのスキルは、あなたの心を穏やかにし、自分の価値に焦点を当てることに役立ちます。

　一緒に歩く、ポジティブな三つの言葉を選びましょう。たとえば「平和」「調和」「幸福」がいいでしょう。それぞれの言葉を一歩進むごとに考え、何度も繰り返しましょう。郵便受けをチェックする時、スーパーにいる時、会議に向かう階段を上がっていく時、子どもと歩いている時に、この言葉を繰り返しましょう。この実践は二つのことを達成します。一つ目は、普段、心を穏やかにするように鍛えてくれます。二つ目は、今この瞬間にいられるように、歩く速度をゆっくりにしてくれます。この言葉はまた、瞑想と祈りにも使われています。言葉とともに歩く実践をしましょう。そして、心が穏やかさを楽しめるようにしましょう。

行動についてのレジリエンス

　あなたは一日中レジリエントな状態です。心が他の事柄で忙しいと、そのことに気づくのが難しい場合も時にあります。再びキャロラインの物語を読むことで、

162 **Part.3** 前進する

レジリエンスを確認するスキルを習得できるでしょう。彼女の物語に戻ってみましょう。キャロラインが喪失に直面しながらもレジリエントな状態であった三つの具体例を選びましょう。

- _____
- _____
- _____

　実際に、予約した最初のセラピーに行くのは、キャロラインが自分の気持ちを理解しようと努力していることを示しています。セラピーに何らかの効果があることを疑っていても、彼女は姿を見せました。パニックの感覚に気づいた時に車を路肩に寄せたのは、自分を大切にした具体例です。彼女は2回目のセラピーをやめてしまおうと考えましたが、姿を現しました。ゆっくりと、慎重に、アルコールと鎮痛剤がない人生の再構築を始めました。これらはすべて、レジリエントな行動です。幸い、レジリエントな行動はレジリエンス自体のうえに築かれていきます。一度レジリエントな行動を行うと、また一つ、さらにまた一つとレジリエントな行動をするようになります。あなたは、レジリエンスのための「筋肉」を鍛えています。実践したこれらのレジリエントな行動は、あなたをより強くし、より多くスタミナをもてるように助けます。あなたがスタミナを鍛えればそのぶんだけ、苦痛な思考や気持ちに対処できるでしょう。もうおわかりの通り、より多くのレジリエンスは、依存行動に対処する能力を与えるのです。これによって、心と身体の健康のために行動を変える新しい道を切り開くことができます。あなたは強さを再構築する道の途上にいるのです。

エクササイズ 8.8	**行動のなかのレジリエンス**

　今、あなたはキャロラインのレジリエンスを確認できます。次はあなたのレジリエンスを確認する番です。その日あるいはその週について考える時間をとりましょう。あなたがレジリエンスな状態であった時を発見できたでしょうか？　レジリエンスな瞬間を見つけると、あなたの回復と、長期におよぶ健康に向けての基礎が作られます。あなたのレジリエンスの例を五つ記入しましょう。ほんの小さな例も忘れないようにしてください。

[第8章] マインドフルな悲嘆 | 163

- _____
- _____
- _____
- _____
- _____

結論

　この章では、マインドフルネスを復習し、マインドフルな悲嘆について学ぶ機会をもちました。心を穏やかにすること、そして、あなたのすべてを受容することについて、大きく前進しました。簡単ではありませんでしたね。変化はたいてい簡単ではないのです。次章では、身近な人々と、変化のいくつかを共有する機会が設けられています。その前に、ゴメス一家の話を読んでみましょう。ゴメス一家が現在どうしているか、興味がありませんか。

ゴメス一家の場合

　トニーは、この章からたくさんのことを得た。第4章を読んでから、マインドフルネスに興味をもち、そこで学んだスキルの実践をしてきたが、もっと多くのエクササイズがあるのは彼にとって嬉しいことだった。これに取り組んでいくなら、上手にやりたいという気持ちをトニーはもっていたが、それは依存に対処するためのマインドフルネスをどんどんうまく使えるようになるということだ。

　彼は、思考を小川を流れる葉として一つずつイメージすることは有用だと気づいた。時々彼は心があまりにも多くの思考を生み出すせいで「狂ってしまうのでは」と考えたが、このワークブックをどんどん先に進めると、思考を手放して過ぎ去らせるのがだんだん簡単になっていった。今では、ストレスを受けている間、目を閉じて、5分間の穏やかな時間を保つ実践をしている。彼は、小川と、優しく流れていく葉をリアルにイメージできる。職場でも彼はエクササイズのための時間を見つけた。昼休み、あるいはちょっとトイレに入ったりして、ごく短い静かな時間を作った。

164 **Part.3** 前進する

　周囲はすぐに彼の変化に気づいた。上司は「病気を克服してすっかり見違えたようだね」と言った。よく回復したように見えたので、同僚は「今までとどんな違うことをしているの？」と尋ねた。新しいスキルがとても役立っていると感じたトニーは、マインドフルネスに習熟するためにもっと多くのエネルギーを注ごうという意欲が湧いてきた。

　また、カルメンは、徐々にマインドフルネスに慣れ親しんでいった。実際、マインドフルネスのエクササイズによって得た平穏な感覚があったので、ついにはヨガ教室の友人に加わってみようという気持ちが湧いた。カルメンは火曜日の夜と土曜日の朝の週に2回、ヨガに参加している。土曜日には、カルメンはクラスにティナを連れていく。それは二人で過ごす特別な時間になりつつある。

　カルメンは、家族を立て直すことについてたくさん考えた。家族がそれまでより強く健康的になることを彼女は望んでいる。それには依存行動から離れることと、ワークブックの新しいスキルを用いることだと、彼女は知っている。正しい選択はいつも簡単とは限らないが、とにかく一生懸命に取り組んでいる。ティナの笑顔や、トニーが最近ビールなしにリラックスしている様子を見ると、彼女は、新しく明るい方向に進み続けることが必要だと思い出す。

Capter 9 **Relationships**

第9章
人間関係

あなた自身よりももっと、あなたの慈愛を受けるべき人を
この宇宙全域で探しても、存在しない。
——**ブッダ**

　依存の病は人間関係を台無しにします。あなたの依存にまつわる秘密、嘘、気分変動、怒り、および強迫観念、どれもが親しい関係に試練を課します。第7章で「喪失-依存サイクル」について学んだように、依存行動のある人生には喪失が——何よりも人間関係の喪失が——つきものです。

　本章ではあなたの人生において重要な人間関係の形成、強化、再構築について扱います。本ワークブックを読み進むにつれ、あなたはより明るく素晴らしい人生に向かって回復の道を歩んでいきます。そうした人生は、孤立のなかには存在しません！　そうした人生は、あなたが誇りに思う健全で幸福な人間関係に満ちているのです。あなたは次の課題に取り組む準備ができています——人と交わる世界を健全にすることです。

　より大きな心の平穏、より健康的な身体、自分自身をコントロールしているという感覚、人生の安定といったような回復がもたらす贈り物とは別に、困難な課題もあります。その一つは、あなたの人間関係における問題の後始末をすることです。こうした問題のいくつかは、あなたの依存的人生の霧によって隠されてきたかもしれません。今や、問題は形として現れ、目に見えつつあります。人間関係の問題を自分の目の前で明瞭に理解することは苦痛である場合もあります。しかし、忘れ

166 **Part.3** 前進する

ないでください。あなたには健全な人間関係を築く機会があります。こうした問題が今のような形であり続ける必要はありません。健全になることは可能なのです。

エクササイズ 9.1　一般的な社交上の問題リスト

　ここに挙げたリストは、回復期にあなたが一般的に経験している可能性が高い社交上の問題の一部です。あなたが経験しているものの隣の番号をマルで囲んでください。

1. あなたの友人や知人は全員、あなたが解消しようとしている依存行動にかかわっている。そうした人たちの近くにいることはあなたの回復にとって支えにならないが、彼らから離れると孤独を感じることになるだろう。

2. あなたは、依存行動を行うことなしに誰かと一緒にいる環境で居心地よく感じない。時には、回復期に人とかかわる生活を送ることができるのだろうか、とさえ思う。

3. 今やあなたの頭はすっきりとし、人生で起こりつつあることをより認識しており、人間関係が絶好調ではないことに気づいている。人間関係は不安定（一方がもう一方により多く依存している）で、不健全で、安全でさえないかもしれない。本当の親しい関係のように思えたものが、依存によって作り出された幻想であることに気づくかもしれない。あなたは本当に親しい人はいないことに気づくかもしれず、人生で依存が作り出した信じられない孤独感を経験するかもしれない。

4. みながあなたに対して腹を立てている。あなたは人生における重要で親密な人間関係をもっているかもしれないが、その人間関係は恐ろしく張りつめたものになっている。あなたは依存状態にあった間、人々を傷つけており、今は回復途上にあるが、取り組むべき後遺症が多く残っている。

5. 誰もあなたを信用していない。雇用主、友人、家族などみなが、あなたが嘘をついていないかどうか尋ねるようになってきている。あなたは突然、他の人たちに対して自分を証明せねばならない立場に立っている。信頼されないことは時に恥ずかしく、不満に感じられる。

6. あなたは、自分の依存のために、完全に孤立してしまった。今やあなたは回復し始めているが、社会的支援は何も受けていない。

[第9章] 人間関係 | 167

　こうした状況のいずれかが回復期の初期に生じやすいのです。本章では、こうした問題状況のそれぞれに対して、解決するまであなたを先導します。依存行動から回復することにより、これまであなたが知らなかった最も満足感のある人間関係をもてるようになるでしょう。例によって、行動を起こす必要があります！

　今あなたがマルで囲んだ問題を見てください。本章では、それぞれの問題について解決する方法を教えるセクションを設けました。各セクションとも重要ですが、自分に最も当てはまる問題に重点的に取り組みたいとあなたは思うかもしれません。

　あなたが取り組んでいる問題がどのようなものであれ、最初にある「基本的なコミュニケーションスキル」を読むことをお勧めします。素晴らしい人間関係をもちたいと思うなら誰でもこうした基本的スキルを学ぶべきです。次に、あなたに最も当てはまるセクションに進んでください。エクササイズをやり通すこと、こうしたセクションでの考えをじっくり検討することに取り組めば取り組むほど、よりよい結果が得られることを忘れないでください。

基本的なコミュニケーションスキル

　人と交わる世界についてあなたが悩んでいることが何にせよ、基本を習得することは必須です。どのように言葉にするかによって実に違いが生まれるのです。時間をかけ、練習をしていけば、基本的コミュニケーションスキルはあなたの人間関係すべてに役立ちます。

「私は」発言

　基本的コミュニケーションにおいて習得できる最善の方法の一つは、「私は」発言を用いることです。コミュニケーションにおいてこの「私は」発言を用いて表現することで、相手が防衛的になる確率は減ります。コミュニケーションにおいて防衛的でないほど、あなたの望む結果に至ります。コツをものにするには練習が必要ですが、基本的なやり方はとても単純です。

　あなたが＿＿＿＿＿＿＿＿＿＿＿＿＿＿＿＿＿＿（相手の具体的な行動）すると、私は＿＿＿＿＿＿＿＿＿＿＿（情動を表す言葉。表1.1「一般的な情動リスト」を振り返ると助けになる）と感じます／感じました。なぜなら、＿＿＿＿＿＿＿＿＿＿＿＿＿＿（そのようにあなたが感じる理由と思われることを説明する。非難

の言葉は入れずに）からです。

例Ａ：あなたが夕食に時間通りに姿を見せないと、私は傷ついた気持ちになります。なぜなら夕食の時間を一緒に過ごすことは私にとって重要だからです。

例Ｂ：あなたが道順を忘れて道に迷ってしまい、私はイライラしました。なぜなら、快適なドライブを期待していたのに喧嘩になってしまったからです。

エクササイズ 9.2 　「私は」発言を練習する

次の意見を「私は」で始まる発言に言い換えてください。

1. 「あなたは皿洗いをしたことがない」

2. 「あなたはいつも遅れて私を怒らせる」

3. 「ジョーが私のあら探しをしている時にあなたは私をかばってくれなかった。あなたはまったく気にかけてくれない」

4. 「あなたは運転中スピードの出しすぎよ。非常識だわ！」

5. 「あなたはいつも、私のほうから訪ねてきてほしいと思っている。どうしてたまにはあなたが私を訪ねてこないの？」

今あなたが書いた新たな発言内容をじっくり検討してみてください。もし非難や責めを込めてではなく、「私は」発言で話しかけられたら、あなたはどのように感じるでしょうか？

穏やかな情動で話す

第１章で、あなたは自分の情動を知るという大変な努力を始めました。第１章

のエクササイズはあなたが本当に感じていることを理解するうえで役立ちました。さらに一歩先に進みましょう。すなわち、表面下に横たわる穏やかな情動を理解するのです。

『私をギュッと抱きしめて（*Hold me tight*)』（2008）の著者スー・ジョンソンは、今日までに最も成功したカップル療法の形態、すなわち情動に焦点を当てた療法であるEFT（Emotionally Focused Therapy）を作り上げました。EFTはいろいろな意味で人間関係の絆を強化しますが、重要な側面の一つはパートナーが怒りなどの荒い情動の後ろから一歩踏み出し、傷つきなどの繊細な情動について互いにコミュニケーションを取り合うことを助けることです。これまで生きてきたなかですでにお気づきかもしれませんが、怒りは他者を防衛の姿勢にし、遠ざけます。しかし傷つきやその他の繊細な情動を表現することは、他者をあなたに近づけます。以下のような発言に対して、あなた自身がどう反応するか考えてみてください。

■ 私はあなたに対してすごく怒っている！
■ 私は今、私たちの間で起こっていることについて本当に悲しく思っている。

どちらの発言がより聞きやすいですか？　どちらのほうがあなたを警戒させ、どちらのほうが偏見のない心を保って聞き続けることができるでしょうか？　おそらく二番目の発言のほうが、あなたはコミュニケーションを取りやすく、親近感をもつことでしょう。

次に挙げるのは、荒い情動と繊細な情動の一覧表です。もしあなたが自分自身に正直であれば、あなたの荒い情動の下に繊細な情動が見えるでしょう。あなたは単に明白に怒っていると思っているかもしれませんが、どこかでは恐れ、当惑、傷つきを見出すでしょう。

荒い情動：怒り、腹立ち、苦痛、防衛、羨望、不満、敵意、焦燥、ねたみ、憤怒
穏やかな情動：困惑、恐れ、心痛、傷つき、不十分さ、不安、拒否、悲しみ、恥、弱々しさ

あなたが大切に思う誰かに話しかけること、そして不十分さ、恥、傷つき、拒否の感情を共有することで、あなたの人間関係に雲泥の差が生じます。

■ 不十分さ：「時々、私は自分があなたにはふさわしくないと思う。あなたが

去っていくことが怖いから妬ましくなるの」

■ 恥：「薬物を使っていた時の自分の行動について話す時、自分が声高になるのはわかっている。本当は、ただ恥ずかしい気持ちになり、どう事態を改善したらいいかわからないんだ」

■ 傷つきと拒否：「あなたが私ではなくあなたの友人たちと出かけると、あなたがいなくて寂しくなります。あなたは私と時間を過ごすのが好きではないのだと考え始めて、本当に孤独になります」

　こうしたことをするのが時に大変なのは間違いありません！　心から話をすることよりも、部屋を飛び出し、黙殺し、人を避け、声を限りに怒鳴るほうが、おそらくより安心だと感じるでしょう。自分自身をそこまで表に出すのはぞっとすることです。どんな反応をされるのか定かではないし、それによってさらに傷ついたらどうなるか？　しかしこれがあなたの選択です。

　真の親密さを得るには、リスクをとらねばなりません。安全地帯から踏み出すことで、よりよい、健全な、充実した人間関係を築く余地が生まれます。第3章のあなたの価値感を明らかにするエクササイズを思い出してください。あなたは自分にとって世界で最も価値があるものを見つけ出しました。あなたにとってとても価値があるそれらのことを追い求める間に、扱いが面倒な情動が現れてきますが、そういった情動を容認する甲斐があるのではありませんか？　息を深く吸って、マインドフルネスエクササイズを練習しましょう。そしてあなたが手を伸ばすのをやめてしまいそうになる恐怖のなかを歩いていきましょう。とても多くのことが得られます！

　もしこういうタイプのコミュニケーションが非常に難しいと感じるのであれば、EFTの訓練を受けた治療者にカウンセリングを受けるのもよい考えでしょう。

聞くことは重要である

　あなたは自己表現がうまくなるかもしれませんが、それは会話の半分にすぎません！　人間関係において健全なコミュニケーションをもつには、どのように聞くかを学ばなければなりません。

　聞くことは、誰かが話している間にその人の話を断片的に拾い出して、自分の反論を系統立てて述べることではありません！　あなたがすべきことは、聞く者として、他の人がどこから来て何を感じているかを全力で理解することです。解明したり結論に飛びつくのではなく、その人が言っていることを真に聞くことな

のです。これを実践するための素晴らしい方法は、あなたが聞いたことを要約して、話をしてくれている相手にその言葉をもう一度言ってあげることです。こうすることで、あなたが聞いているということがその人にもわかります。次のステップは、正当性を保証し、支持し、その後補足質問をし、あなたが気にかけていることを知ってもらうことです。たとえばこんなふうに。

相手：今朝オイル交換をした時、余計に請求されたと思う。信じられない。ぼったくられたよ。とても苛立たしい。ちょうど誰かを信用できると思った時にだ！　戻って彼らと対峙すべきかどうかわからない。もし私が間違っていたら、最悪な気分になるだろうし。ウーッ！
あなた：つまり、彼らが過剰請求をしたかもしれないとあなたは思っているのですね。あなたは彼らを本当に信用していたのですね（相手が言ったことを簡単に要約することによって、相手が言った内容を聞いていたことをわかってもらう）。私だって動揺すると思います（正当であると保証する）。でも100％の確信はないのですね（再度要約する）。それはたしかにつらい問題ですね（正当であると保証する）。あなたはどうしようと思っていますか？（補足質問をして興味と関心があることを示す）

　おわかりのように、この会話でのあなたの役割は支持的で注意深い聞き役でした。会話を自分自身の人生に切り替えたり、相手がどう感じているかを無視したり、素早く解決策を与えることに飛びついたり（これも無視しているように感じられることがあります）しませんでした。あなたに話をしている人はおそらく、聞いてもらっている、正当だと保証されている、気にかけてもらっていると感じたことでしょう。そうしたことが幸せで完全な人間関係の基盤なのです。

エクササイズ 9.3 　聞くスキルを実践する

　このワークシートを用いて、素晴らしい聞き手になることを実践してください。要約、正当だと保証する、補足質問をすることに重点を置いてください。上の例を手引きとして用いてください。

相手：「上司が信じられない馬鹿なんだ！　大っ嫌いだ。奴が今日信じられないことをしたよ。僕をオフィスに呼んで、僕の労働時間をまた減らすか

172 **Part.3** 前進する

もしれないって言ったんだ。僕はもうほとんど家計をやりくりできないの
に！　なぜ僕をこれっきり解雇しないんだろう？　この仕事は好転しそう
もないと感じ始めているよ。でも、もし他の仕事を見つけることができな
かったらどうなるんだろう？」

あなた：＿＿＿＿＿＿＿＿＿＿＿＿＿＿＿＿＿＿＿＿＿＿＿＿

＿＿＿＿＿＿＿＿＿＿＿＿＿＿＿＿＿＿＿＿＿＿＿＿＿＿＿＿＿＿＿

＿＿＿＿＿＿＿＿＿＿＿＿＿＿＿＿＿＿＿＿＿＿＿＿＿＿＿＿＿＿＿

相手：「今日、母のために素敵なプレゼントを買ったの。母の誕生石の入っ
たネックレスよ。まあ、イミテーションだけどね。気に入ってくれるとい
いな。母は先週検査を受けたの。結果はまだわからないけど。ありとあら
ゆることを検査するんでしょうけど、それでも知りたいの。母は私の最後
の身内でしょ。母と遠くに離れて住むのは嫌なの」

あなた：＿＿＿＿＿＿＿＿＿＿＿＿＿＿＿＿＿＿＿＿＿＿＿＿

＿＿＿＿＿＿＿＿＿＿＿＿＿＿＿＿＿＿＿＿＿＿＿＿＿＿＿＿＿＿＿

＿＿＿＿＿＿＿＿＿＿＿＿＿＿＿＿＿＿＿＿＿＿＿＿＿＿＿＿＿＿＿

相手：「来月ジェフが軍隊派遣から戻ってくるの。ワクワクするわ。8月に
はしばらくの間、姉に子どもの面倒をみてもらえると思うの。だから旅行
だってできるかもしれないの、二人きりで。二人で旅行なんて新婚旅行以
来まったくなかったわ！　ジェフも行きたいと思ってくれるといいけど。
ジェフはしばらくの間家にいたいだけだと思うの、それはわかる。私は本
当にしばらく自分の日常生活から離れる必要がある。何日間かジェフと
私だけで過ごすというのがいいの」

あなた：＿＿＿＿＿＿＿＿＿＿＿＿＿＿＿＿＿＿＿＿＿＿＿＿

＿＿＿＿＿＿＿＿＿＿＿＿＿＿＿＿＿＿＿＿＿＿＿＿＿＿＿＿＿＿＿

＿＿＿＿＿＿＿＿＿＿＿＿＿＿＿＿＿＿＿＿＿＿＿＿＿＿＿＿＿＿＿

　今や、あなたは聞くこと、要約すること、正当だと保証すること、補足するス
キルが身についているでしょうから、それを日々の生活で実践しましょう。スキ
ルを試してみてください。相手に対してこのように反応する時に起こることを見
守ってください。あなたはきっと素晴らしい聞き手だという評判を得られるでしょ
う。

[第9章] 人間関係 | 173

「全か無か思考」がいかに人間関係を脅かすか

　基本的なコミュニケーションスキル、および人間関係のスキルに関して、あなたの助けとなる重要な考えについてここでお話しします。人間関係において健全なコミュニケーションを不可能にしてしまう争いからあなたを遠ざけるよう導いてくれる内容を以下に述べますので、よく考えてみてください。

　以前、あなたの心があなたにどういう風にいたずらをするかについて学んだことを覚えていますか？　第2章では、あなたの常習犯的思考を検討する機会がありました。こうした考えはあなたの子ども時代に形成され、鍵をかけられ1ヵ所にじっととどまっているので、非現実的で歪曲されています。子どもの頃を思い出してみてください。あなたは世界をとても単純に見ていました。すべてをカテゴリーに入れ、そうしたカテゴリーに名前をつけ、自分が理解するための手助けとしたのです。そうでもしなければ圧倒的に大きくて怖い世界だったのです。あなたは物事を善か悪かで、その間はほとんどないという風に見ていました。人間関係についてのあなたの考えは多分に常習犯的思考と似ていました。その関係は過度に単純化され、不的確かもしれません。あなたは、人間関係においては、犠牲者または加害者、脅かす者または脅かされる者、雇い主・司令官またはじっと耐える人になるしかないと考えているかもしれません。もし、あなたがこうした白か黒かというカテゴリーの観点から自分の人間関係を見ているのであれば、他人とうまく付き合うための能力が大幅に制限を受けています。

- ■ 強力な 対 無力な
- ■ 強い 対 弱い
- ■ 良い 対 悪い
- ■ 正しい 対 間違っている

　この「全か無か」「良い人－悪い人」的な人間関係観は有益ではありません。あなたがこのようなやり方で人間関係を壊しているとすれば、自分が相手よりも優位にあると感じるか、あるいは相手が自分より優位にあると感じるでしょう。相手が優位にあると感じることはあなたの自己評価を下げ、付け込まれやすくなります。自身が一番よい状態でいることはできず、強く、自信に満ち溢れ、自分が重要だと感じることもできません。あなたはこうした感情をもって生きていく（うつになったり、依存行動に陥るリスクがますます高まる）か、そうでなければ、自分の自尊心を取り戻す唯一の方法は人生から人間関係を完全に追い出すことだ

と感じ、燃え尽き、その場から立ち去ることになるでしょう。

その一方で、自分が相手よりも優位にあると感じていると、自意識過剰となり、傲慢で支配的になってしまうことがあります。概して、他人はあなたのそばにいたいと思わないでしょう。あなたは支配的で偉そうになるかもしれませんし、他人に学ぶ機会から自分を遠ざけています。いずれにしろ、あなたの足元はしっかりとしていません。ある人は上に、ある人は下にいます。同じ土俵にいること、つまり、あなたとあなたがかかわっている人とが同じ目の高さでいることは決してできないでしょう。

他者と本当に親しい関係をもつためには、公平な立脚点を見出す必要があります。健全な友情、家族または恋愛関係においては持ちつ持たれつの関係があります。バランスがとれています。あなたは全か無かという考えから離れ、二つの中間に近づいていくための余地を作ります。良い人・悪い人という考えではなく、「オーケー、あなたに賛成はしないけど、あなたの考え方は理解できます」というのが、人間関係を安定的に保つコミュニケーションの方法です。

結果を乗り越える

以下の瞬間を想像してみてください。あなたは、本書をよく読み、ワークシートをすべてやり遂げました。繰り返し何度も実践し、コミュニケーションの達人になることに全精力を注ぎました。今がその瞬間です。あなたは自分が見事に話しているのを聞いています。あなたは積極的で、明瞭、公平です。あなたの声の調子は穏やかだがしっかりとしており、自分を責めることなく、その状況における自分の役割に責任をもち、プロのように境界線を設定しています。あなたはコミュニケーションをしているのです！

しかし、不思議なことに、あなたが話している相手から拍手喝采が起こりません。あなたが明瞭で直接的に話していることに対して、感謝すらしないのです。まるであなたが、破滅の淵にあった状況や会話を救おうとせず、何もしていないかのように、相手は依然として不満をぶちまけ、とりとめもなく話しています。その人は「私は」発言を用いていません。責任をなすりつけ、矢が標的に向かって飛ぶように、怒りや非難を投げかけています。いったい何なのでしょう？

真実はこうです——あなたがこうしたスキルをどんなにうまく使いこなしても、あなたが期待する結果が得られる保証はないのです。

そこにいるのはまったくの他人です。すなわち、その人自身の要求、必要性、期待、傷、心配事などをもった人です。その人は自分自身の悪魔と戦い、問題を

解明しようとしているのです。あなたのなかで展開する思考、感情、経験と同程度に込み入った複雑な何かが、その人のなかにも起こっているのです。あなたはそれらすべての混沌を何とか乗り越えたかもしれません。そして人間がかき集めてきたありったけの落ち着きと物腰でコミュニケーションをします。しかし、世界の全コミュニケーションスキルをもってしても、完全な結果を予測することはできません。それは「人は予測不可能なものだから」という単純な理由のためです。

　そうしたわけで、結果が大きな失望であったり、あなたが正しいことをしている時にすべて的外れとわかったら、あなたはどうしますか？

　自分自身を状況の結果から切り離すこと、他の誰かの感情的な混沌から切り離すことは、あなたが学んでいくことのなかで最も困難なことかもしれません。人生のドラマから静かに離れてそれを観察することはほとんど不可能です。ドラマは、あなたをただちに巻き込んでしまう術を熟知しているのです。これは、マインドフルネスの実践に専念することを通してあなたが経験することができる最も大きい変化の一つです！　あなたはどうしたら飲み込まれないで済むかを学ぶことができます。あなたは自分に対して他人がどのように反応するか、注意深く興味をもって、決めつける代わりに理解しながら、慎重に観察することができるようになります。巻き込まれることは本当は必要ではないのだとわかるでしょう。必要なのはあなたが取り組んでいる作業であり、新たに得たスキルを実践してみることです。結果がどうであろうとも、あなたは自分自身の行動に誇りをもつことができます。それに比べれば結果は取るに足りません。

不健全な人間関係を特定する

　次のセクションの目的は、あなたの人生における人間関係を吟味し、それらの人間関係があなたの助けとなっているか、それとも害となっているか、あなたが見極めるのを支援することです。それは、最善の行動、つまりこうした人間関係の再構築に取り組むべきか、あるいは断ち切るべきかをじっくり検討する機会になるでしょう。

　最初に、次のリストを検討してみてください。各カテゴリーには健全な人間関係、不健全な人間関係、安全ではない人間関係の特徴をリストアップしています。これらの3種の人間関係に含めてよいとあなたが考える特徴が他にあれば、余白に書き加えてください。

176 **Part.3** 前進する

| エクササイズ 9.4 | **人間関係の特徴** |

　以下の人間関係の特徴に目を通してください。健全な人間関係、不健全な人間関係、安全でない人間関係において、何か他の特徴があれば付け加えてください。

【健全な人間関係】
私は支援を提供し、そのお返しとして支援されていると感じる。
私は信用し、そのお返しとして信用されている。
自分自身でいることができると感じている。
私は、その人間関係における自分が好きだ。
対立、議論、緊張は、私も相手も満足できるやり方で解決される。
妥協が存在する。
そうしたいと思えば、他の人とも自由に時間を使える。
自分の人生について自分の決断をすることができる。
たとえ同意はしなくとも各人の意見は尊重される。
この人は、私が依存や喪失から回復することに協力的だ。
私は、安心でき、大事に思われ、愛されていると感じる。

【不健全な人間関係】
私は、しばしば批判され、非難される。
私は、たびたび自分の発言や行動を注意していることに気づく。
誰かと一緒にいる時でさえ、とても孤独を感じる。
何事につけ決断するにあたり、相手を当てにする。
物事について自分がどのように感じているのか、もはやわからない。なぜなら、相手が私の意見に大きな影響力をもっているから。
相手は何もできないと感じているので、私がすべての決断をする。
いつもその人間関係の責任から負担を感じ、疲れ果てている。
その人間関係において大きな距離を感じている。本当の親密さや親しい関係のような気がしない。
他の人たちと時間を過ごすと、攻撃を受け、罪悪感を覚える。
依存行動を除いては私たちの間に何も共通点がないと感じる。

その人間関係で私が犯した失敗について常に自分を責めている。私が心地よく感じることは決してない。

議論は報復的で非情になり、対立の度合いは高く、私が大丈夫だと感じられるやり方で物事を解決するのはとても難しい。

この人間関係において、自分自身でいられると感じられない。

私が依存から回復することがどんなに大事か、なぜ大事かを説明しても、相手は私が回復することを応援してくれない。

相手は私が喪失から回復することを応援してくれない。

【安全でない人間関係】

私はもはや財政面の管理をしていない、または資金を利用できない。

私は軽く見られ、無力で、怖いと感じる。

私は悪口を言われ、あるいは価値がないと言われる。

私は極めて孤立してきている。相手は私が家族を含め他の人々と接触するのを嫌がる。

この人間関係のいくつかの側面で相手のほうが主導権を握っている。

私は相手に押され、ひっぱたかれ、つかまれ、ぶたれ、蹴られ、殴られ、首を絞められ、性的暴力を振るわれ、あるいは傷つけられてきた。

私はこの人間関係を終わらせるのが怖いし、また他人に助けを求めることが怖い。

相手は私に近い誰か、または何かを傷つけてきた。

　もし、このリストの「不健全な人間関係」に書いてある特徴のいくつかあるいはすべてが自分のことのように感じられた場合、あなたは虐待関係にある可能性があります。あなたは一人ではありません！　暴力の有無にかかわりなく、もしあなたがコントロールされ、軽く扱われ、あなたを支援するシステムから隔絶されている場合、それはあなたにとって安全ではない人間関係です。身の安全を確認せずに行動して、危険な目にあわないようにしてください。

178 **Part.3** 前進する

エクササイズ 9.5　健全な人間関係と不健全な人間関係を特定する

　今やあなたは「人間関係の特徴」についてよく理解しています。それでは、このワークシートをやってみましょう。人生において重要な三つの人間関係について考えましょう。それぞれの人間関係について、これまでのリストのなかであなたが見てきたカテゴリーを思い起こしましょう。そして、その人間関係が「健全な」「不健全な」「安全でない」のどれに当てはまるかを決定しましょう。複数のカテゴリーに入るものもあるかもしれません。その時は、最もよく当てはまるカテゴリーを決めてください。どのカテゴリーに入るかを決めるのがとても難しく、ちょうど境界線上にあると感じた場合は、その人間関係を「健全な／不健全な」と記載しておきましょう。

人間関係 1（相手の名前）：＿＿＿＿＿＿＿＿＿＿＿＿＿＿＿＿＿＿＿
カテゴリー（健全な、不健全な、安全でない）：＿＿＿＿＿＿＿＿＿＿＿
理由（特徴リストから情報をあげる）：＿＿＿＿＿＿＿＿＿＿＿＿＿＿＿
＿＿＿＿＿＿＿＿＿＿＿＿＿＿＿＿＿＿＿＿＿＿＿＿＿＿＿＿＿＿＿＿＿

人間関係 2（相手の名前）：＿＿＿＿＿＿＿＿＿＿＿＿＿＿＿＿＿＿＿
カテゴリー（健全な、不健全な、安全でない）：＿＿＿＿＿＿＿＿＿＿＿
理由（特徴リストから情報をあげる）：＿＿＿＿＿＿＿＿＿＿＿＿＿＿＿
＿＿＿＿＿＿＿＿＿＿＿＿＿＿＿＿＿＿＿＿＿＿＿＿＿＿＿＿＿＿＿＿＿

人間関係 3（相手の名前）：＿＿＿＿＿＿＿＿＿＿＿＿＿＿＿＿＿＿＿
カテゴリー（健全な、不健全な、安全でない）：＿＿＿＿＿＿＿＿＿＿＿
理由（特徴リストから情報をあげる）：＿＿＿＿＿＿＿＿＿＿＿＿＿＿＿
＿＿＿＿＿＿＿＿＿＿＿＿＿＿＿＿＿＿＿＿＿＿＿＿＿＿＿＿＿＿＿＿＿

次にどうする？

　不健全な人間関係について、それを取り除く必要があるでしょうか？　その必要はないでしょう。「不健全な人間関係」の特徴リストのなかには、あなたの依存行動の自然な結果が含まれているはずです。たとえば、現在あなたは人間関係

[第9章] 人間関係　179

で大きな距離を感じているかもしれません。また、たくさんの対立があるかもしれません。依存は、対立を形成し親密さを台無しにしてしまいます！　さらに依存は、最良の選択をする能力からあなたを遠ざけます。すると、あなたの人生にとって大切な人々が、依存行動をとるあなたを取り締まる役割をいっそうとることになるでしょう。このことによりあなたの人間関係はバランスを崩し、あたかも他人があなたのことを尊重せず価値がないものと扱っているように感じられてくるかもしれません。多くのケースで、このタイプの人間関係を健全にすることができます。次のセクション「壊れた人間関係を健全にする」を読んでください。そして、緊張した人間関係が本書のエクササイズによって健全なものになる可能性があるかどうかを考えてみてください。

立ち去る

　あなたの回復と幸福を脅かすような人間関係があるかもしれません。あなたが行う回復のための作業を損なおうとしたがる人がいるかもしれません。あなたにみずからの依存行動を断ち切ろうとしてほしくないと、その人たちは身勝手な理由で言ってくるかもしれません。その人間関係が自分と自分の回復にとって有害だと感じたのなら、そしてその人たちが変わらなさそうであれば、立ち去る時です。自分の健康、幸福、喜びを選びましょう。あなたにはよい状態になる価値があります。そして、誰にもあなたをよい状態から引き離す権利はありません。

　人間関係を終わらせることは決してたやすいことではありません。たとえそれが正しい行いだとしてもです。人生においてある種の人々から立ち去ることは、よりよい人生に向かって歩き始めることです。それは素晴らしい道ですが、ある人間関係を置いていくことも意味しています。それは喪失です。あなたはこの喪失による反応で多くの情動を経験するでしょう。そして、嘆き悲しむ必要があるのです。このワークブックの最初のほうまでページをめくってください。そして、今まで行ってきたエクササイズについてよく考えてください。感情をあるがままに受け入れ許すことを実践しましょう。犬を抱きしめましょう。自分の心の観察者になりましょう。避けたい誘惑に駆られてしまうどんな情動にもマインドフルになりましょう。あなたはある理由のためにこれらのスキルを学んできました。そして、これからも実践していくでしょう。生きることは喪失とともにあることを忘れないでください。けれども、今やあなたはこれらに対処するスキルを身につけています。より大切なよい状態の一部として、あなたはこれらの喪失を許すことができるでしょう。

壊れた人間関係を癒す

　自身の経験からおそらくよくご存じでしょうが、依存は人間関係に強い緊張をもたらします。あまりにも張りつめすぎて壊れてしまう人間関係もあります。時には、人間関係に侵入してくる怒り、批判、信頼の欠如が決して消え去らないと感じることもあるかもしれません。恐れることはありません！　あなたの人間関係を癒す希望はあります。このセクションに記載されている方法で、傷ついた人間関係を癒す道に分け入ることができます。そして以前よりももっと強固な人間関係を作ることができるのです。

　このプロセスを進めていくには十分な謙虚さが必要です。あなたのしてきた間違いをすべて告白する必要があります。あなたがしてきた悪いことの責任をとる必要があります。もしあなたが「でも私は何も間違ったことはしていない」と思うなら、考え直してください！　あなたは人間です。ロボットではありません。人間というものには欠陥があります。時には失敗もします。あなたが息をし生きてきたならば、間違いの二つや三つはしてきています。さあ、今がよい機会です、正直に自分の人生を内省しましょう。そして自分の間違いに責任をとりましょう。

　さてその一方で、謙虚さは恥と同じものではありません。よくない選択の所有権を得て、物事を正しくする方法を探すことは、罪悪感や情けなさの感情におぼれることとは違います。それは、常に失敗と感じたり、決してよい気分にはなれないということを意味するのではありません。あなたの依存行動の結果として、あなたの周りの人々が怒りや不信の念をもつ権利はありますが、その人々の代わりにあなたがそういった感情をもつ必要はないのです。その人々がそういった感情を有しているということを受け入れてください。彼らがそういった感情をもつことにつながった自分の行動に責任をとることはできるのです。けれども、自分は最悪中の最悪だと考えることや、自分には許してもらう資格はないと考えることは、自分は今まで一度も間違いを犯したことがないと考えるのと同じくらい馬鹿げています。真の謙遜は公正でバランスがとれています。自己嫌悪は誤った思考が基盤となっているのです！

エクササイズ 9.6	招待状

　この書くエクササイズは、人生のなかで重要な人と一緒に始めるのに適しています。あなたのよりよい回復に理解を示し、あなたの行ってきた間違い

[第9章] 人間関係 | 181

を正す機会を与えてくれる大事な人たちを招きましょう。

　アウトラインとして次のフォームを使いましょう。もちろん、長い回復の過程において、この招待状を別の人に使うこともできます。

親愛なる＿＿＿＿＿＿＿＿＿＿＿さま

　自分の依存について、今日あなたに手紙を書きます。将来、私たちはもっと多くお話ができたらよいと考えています。これがまさに始まりです。私は、自分の考え、感情、希望を少しでもあなたにお伝えしたいと思います。さらに、私の依存行動があなたにどれだけ苦痛を与えてきたか、そのすべてを告白します。私の依存行動はあなたに悪影響を与え、あなたを傷つけてきました。ここに、そのなかで私の考えるもっとも大きな五つの内容を書きます。

- ＿＿＿＿＿＿＿＿＿＿＿＿＿＿＿＿＿＿＿＿＿＿
- ＿＿＿＿＿＿＿＿＿＿＿＿＿＿＿＿＿＿＿＿＿＿
- ＿＿＿＿＿＿＿＿＿＿＿＿＿＿＿＿＿＿＿＿＿＿
- ＿＿＿＿＿＿＿＿＿＿＿＿＿＿＿＿＿＿＿＿＿＿
- ＿＿＿＿＿＿＿＿＿＿＿＿＿＿＿＿＿＿＿＿＿＿

　合っていますか？　他にも私におっしゃりたい内容はありますか？　ぜひ聞きたいと思います。これがあなたにとってどのようなことであったのかを私は知りたいと思っています。また、あなたが望むことで、私ができるどんな方法をも知りたいのです。ここに、私が人生を変えるためにすでに行っていることを五つ挙げます。

- ＿＿＿＿＿＿＿＿＿＿＿＿＿＿＿＿＿＿＿＿＿＿
- ＿＿＿＿＿＿＿＿＿＿＿＿＿＿＿＿＿＿＿＿＿＿
- ＿＿＿＿＿＿＿＿＿＿＿＿＿＿＿＿＿＿＿＿＿＿
- ＿＿＿＿＿＿＿＿＿＿＿＿＿＿＿＿＿＿＿＿＿＿
- ＿＿＿＿＿＿＿＿＿＿＿＿＿＿＿＿＿＿＿＿＿＿

　私は、あなたのアドバイスを心から聞く準備ができています。あなたのアドバイスを達成できないとしても、あなたの感じることを知りたいと思っています。

182 **Part.3** 前進する

　私はよりよくなるために回復の作業を続けます。自分の回復に自分で責任をもちます。私はこの責任を真剣にとることを約束します。あなたは私の人生にとって重要です。そこで、あなたを私の回復プロセスの一員として招待したいと思います。もしあなたがよろしければですが、私の回復を手伝っていただくために、ここに三つのしてほしいことを書きます。

- _____
- _____
- _____

　私の希望は、私たちが将来、強く、幸せで、バランスのとれた人間関係をもつようになることです。私たちの人間関係において私がどのような種類の人になりたいかというと、

_____

_____

_____

_____

_____

　この招待状は始まりにすぎません。私の依存について、正直に心を開いてお話をする扉を開けたかったのです。あなたに回復のプロセスに参加してほしいと思っています。あなたは私にとって大切な人なので、私は人間関係を健全にするために、さらにしっかりと回復の作業を行っていきます！

お返事をお待ちしています。

_____ (自分の名前)

健全な会話

　次の回復ステップは、緊張を緩め、今後の進展を可能にするために、あなたの大切な人と顔を合わせて話をすることです。

［第9章］人間関係 183

　この会話はあなたにいくぶん不安をもたらすでしょう。けれどもあなたはその
感情を避ける必要はありません。その神経質な感情はまったくもって正常です。
それはあなたにとって大切な人間関係だという事実に対する、純粋で自然な反応
です。ここに短いアドバイスを書きます。あなたの不安感を緩める手助けとなる
でしょう。

■ カフェインから遠ざかりましょう。カフェインは平穏と安らぎの代わりに
　 不安レベルを高めるだけです。そしてカフェインを摂取すると落ち着かず、
　 そわそわする感情が出現します。
■ 前もって運動をしましょう。コルチゾール（脳内のストレスホルモン）を
　 燃やし尽くし、集中した状態に至ることができます。
■ 呼吸しましょう！　第4章では、癒され元気を回復する呼吸法を学びました。
　 自分の呼吸をチェックしましょう。呼吸がお腹からきているか、ゆっくり
　 で低いかを確認しましょう。
■ マインドフルネスエクササイズを実践しましょう。第4章と第8章には、
　 平穏になるための素晴らしい活動が詰まっています。ほとんどのエクササ
　 イズはたったの5分しかかかりません。これまで学んできたスキルを使い
　 ましょう。あなたが人間関係を癒し始める時に、このエクササイズは完璧
　 に役立ちます。
■ この方法は度胸が必要ですが、最高の結果をもたらします——あなたがど
　 のように感じるかを正直に振り返りましょう。自分がビクビクしているこ
　 とを他の人に話し、そして理由を説明しましょう。それは、あなたが物事
　 がうまくいってほしいと思っているからかもしれませんし、何か間違った
　 ことを言うのを恐れているからかもしれません。失敗することを恐れてい
　 るからかもしれません。あるいは、人を傷つけることや人から決めつけら
　 れることを心配しているのかもしれません。
■ あなたがビクビクしていることは自分のせいではない、と相手が思ってい
　 ることを確認してください。何の関係もないのです。その人は何も間違っ
　 たことをしていません。過去にその人があなたを決めつけたことがあった
　 としても、あるいは意地悪で攻撃的であったとしても、その人があなたの
　 感情を決めているということにはなりません。その人が自分をビクビクさ
　 せているのだと指摘しても、それは逆効果です。「私は」発言を覚えていま
　 すか？　自分の感じていることを自分のものにしましょう。もっともな理
　 由で自分がビクビクしていることを相手に伝えなさい。会話はあなたにと

184 Part.3 前進する

ってさまざまな意味をもつ、ただそれだけのことなのです。

エクササイズ 9.7　「健全な会話」のフォーマット

　ここまでであなたは、不安を取り扱う方法を知りました。でも、最後の質問がありますね。「どうやって？」。あなたが気にかけている人々——あなたの依存やあなたのしてきたことで傷つき怒っているかもしれない人々と、どのように話せばよいのか？

　あなたと相手との間にほどよい距離を空けるよい機会です。彼がどのように感じてきたかを話してもらうのです。彼は怒りをたくさん表すかもしれません。それは健全で正常なことです。けれども、あなたの境界が踏み越えられたかどうかを決めるのはあなたです。あなたがどんなことをしてきたとしても、言葉の暴力を受けていいということではありません。自分の境界を静かに主張する必要があるかもしれませんし、相手にもっと穏やかな方法で自分を表現してくれるように頼む必要があるかもしれません。あまりにも不愉快になった時は、その場を離れる必要さえあるかもしれません。

　以下のガイドを使って会話の最中に使用するキーフレーズを探しましょう。

【会話をする場所の例】
・公園
・水の近くの平穏な場所
・あなたの家（一人になれるなら）
・相手の家（一人になれるなら）
・レストラン（十分に会話ができるほど静かで人目に触れない場所であれば）
・喫茶店（十分に会話ができるほど静かで人目に触れない場所であれば）

【会話を始めるフレーズの例】
「今日、お会いしたかったのです。たくさん話し合うことがありますから」
「あなたがどのように感じてきたかを私にお話しいただきたいのです。そうする機会をもちたいのです。私はあなたのお話を聞くために来ました」
「私の行動であなたがどんな風に思ってきたかをぜひお話しください。今ここでちゃんと聞きます」
「あなたにとって今までのことは何であったのかを理解したいのです。ぜひ

[第9章] 人間関係 | 185

　お話しください」
「私たちの間にはしなければならないことがたくさんあるはずです。ですか
　らお会いしてお話がしたいのです。あなたがどう感じているのか、ここで
　聞かせてください」
「物事を正しくしたいのです。この会話は最初のステップです。そうするこ
　とであなたの思いがどこから来たかをよりよく理解できます」

【支持的返答フレーズの例】
「それはあなたにとって大変であることがわかります」
「あなたがそのように考えた理由がわかります」
「私にお話しくださってありがとうございます」
「続けてください、聞いています」
「その他にどんなふうに感じましたか？」
「それはあなたにとってどんな風でしたか？」
「そんなことがあっても私のそばを離れないでいてくれてありがとう」
「今までそんなにもがき苦しんできたのですね」
「このことを私に話そうとしてくださって感謝します」
「そのように考えたり感じたりするのは当然です」
「正直に話してくれて感謝します」

【境界設定フレーズの例】
「あなたのおっしゃることを本当に聞けたらいいと思っています。けれども
　あなたが声高に悪口を言い、私を脅かしていては、それもできません」
「今日このまま話を続けようと思うのであれば、私たちは落ち着いて少し深
　呼吸をするべきかもしれません」
「今、状況が張りつめてきています。5分間休憩をとり、その後に再開しま
　しょう」
「あなたが私にとても腹を立てているのがわかります。あなたにはそうする
　権利があります。けれども私たちはお互いを尊重して話をする必要があり
　ます。そうでなければどこにも進むことができないでしょう」
「話を続けたいと思っているのですが、生産的にしたいとも思っています。
　物事を落ち着けるためには何をすればよいかしら？　そうすればお互いに
　しっかりと話を聞けるのだけれど」

【必要な時に脱出するフレーズ例】

「お会いする機会をもてて嬉しく思います。けれど今日のところは物事がうまくいかないようなので、やめたほうがよさそうです」

「あなたが感じていることを尊重します。けれどもあなたの話し方で私はとても傷ついてしまうので、この場から離れる必要があります」

「一緒にお話ししていきたいのですが、悪口を言われると私は平気ではありません。ここから去るのが一番よいように思います」

「私が間違いを犯したのはたしかです。けれど、それでもなお尊重は必要だと思います。もっと落ち着いてから、またの機会に話をしましょう」

【会話を健全に終了するフレーズ例】

「今日は会ってくれてありがとうございます。とても意味のあることでした」

「これはまだ初めの一歩にすぎません。これからももっとお話しできればよいと思っています」

「あなたが感じていることを話そうとしてくれて本当に感謝します。聞くことはいつも楽というわけではないけれど、あなたがお話ししてくれることに私は取り組んでいこうと思っています」

「この話の進め方にあなたが満足してくださるとよいのですが。次にお話しする時、あなたが望む別の方法はありますか？」

「あなたにとって物事がどのようなものであったかを私が理解する手助けをしてくれてありがとうございます。私は今後もしっかりと耳を傾けようと思います。またお話しできたらよいと思います」

【健全な会話アクションプラン】

　この「健全な会話アクションプラン」を使って、会話のきっちりとした計画を立てましょう。日記帳を使って、多くの大切な人とともにこのエクササイズを行ってください。

・友人や家族の名前：_____

・会話をする場所：_____

・会話を始めるフレーズ：_____

_____

・支持的返答フレーズ：_____

_____

[第9章] 人間関係 187

・境界設定フレーズ：_____

_____

・必要な時に脱出するフレーズ：_____

_____

・会話を健全に終了するフレーズ：_____

_____

信頼を再構築する

　この章の最初のほうで述べた通り、人間関係で信頼を損ねることは依存の一般的な帰結であり、あなたにとって悔しく、恥ずかしく、痛みを伴います。大切な人たちがいつも自分に疑いの目を向けている——そんなことがなくなる日は、永遠にこないような気がしますね。どうか辛抱してください。きっと信頼を取り戻せます。あなたのほうで時間をかけて粘り強くやる必要がありますが、きっと信頼は回復できます（もし信頼を取り戻せなければ、それはあなたの側の問題ではありません。その時はその人間関係から離れるのがよいでしょう）。

　信頼を再構築するための道をたどる助けとなることがあります。もしかしたらあなたはそれをしたくないかもしれません。いえ、実際あなたは相当気が進まないでしょう。けれどこれは依存行動の責任をとることの一部となります。長い間、依存に陥っていたあなたは、おそらく信頼されなかったと思います。こういったことはあなたが受け入れていかねばならないことです。自分を許し、けれどまた自分の問題なのだと思いましょう。周囲の人々はあなたを信頼することを恐れていますが、それももっともなことです。彼らが再び安全に感じてよいのだと示してください。たとえば定期的な薬物検査やアルコール呼気検査に同意することがそうかもしれません。あなたの電子メールや電話の記録、銀行口座を配偶者がすべてチェックできるようにすることかもしれません。定期的にセラピーやサポートグループに通うことかもしれません。もちろん、これはすべてあなた次第です。あなた自身が人間関係の境界や期待について最終的に決めることができるのです。けれども、あなたの依存で傷つけられてきた人々の信頼を再構築するために、進んでこれらの行動を検討しましょう。その意志をもてば、あなたと家族、友人、パートナーにとっての長い道のりを進んでいけるかもしれません。

188 **Part.3** 前進する

| **エクササイズ 9.8** | **中止（断酒断薬）同意の誓い** |

　依存からの回復途上にある人々の多くは、「どうぞ」と「ありがとう」を言うのはよいことだと言います。偉大な力に対して、朝には「今日一日、回復の手助けをどうぞお願いします」と言い、夜には、回復の一日を送れたことに感謝をしましょう。あなたの気にかける人々に「どうぞ」と「ありがとう」を言ってみませんか？

　この「中止（断酒断薬）同意の誓い」のエクササイズは、依存で損なわれた人間関係について、信頼と親密さを取り戻す助けとなります。

　人生のなかでの大切な人々に、毎日このエクササイズに基づいた会話に参加してもらうように頼みましょう。毎日この会話を繰り返す特別な時間を作るのがよいでしょう。お互いにこのセリフのような言葉を繰り返すのは少し気恥ずかしいかもしれませんが、強力な効果があります。これにより大切な人々に回復の誓いを続けていることを見せることができ、しかも彼らの手助けがより補強されるでしょう。自分の具体的な依存行動について話すのもよいでしょう。たとえば「私は自分の依存行動と無縁でいます」と述べる代わりに、「薬物を使っていません」「ギャンブルをしていません」などの言葉を選んでもかまいません。

あなた：ここ 24 時間、私は依存行動と無縁でいます。手助けしてくれてありがとう。次の 24 時間も、どうぞ私を手伝っていただけますか？
大切な人：24 時間依存行動を中止してくれてありがとう。次の 24 時間、私がどのように手伝えばいいか、どうぞ教えてください。

健全な社会支援システムを作る

　人生において自分への最大の贈り物の一つは、健全な支援システムです。あなたを愛し尊重する人々とのよい人間関係があれば、それはあなたの人生でつらい時に信頼できるクッションとなるでしょう。社会支援はあなたの身体の健康、情動面の幸福、心の平穏に見違えるほどの効果があります。けれどもこの種の支援を提供してくれる素晴らしい仲間をどのように見つければよいのでしょうか？

[第9章] 人間関係　189

友だちになる　「友だちをもつためには、（自分から）友だちにならなければならない」と聞いたことがあるかもしれません。他の人に親切にしてあげれば自分にもめぐってくる、ということです。これはかなり単純な考えですが、自分自身の人生にがんじがらめになり、自分のことしか考えられなくなっている時には、このやり方は挫折しがちです。社会支援が欠けていると感じるのであれば、あなたが他の人をどう扱っているかについてしっかりと考えましょう。あなたがその場所にいるのは、自分を必要とする人のためですか？　その人々にかかわり続けますか、それとも酔いつぶれているだけですか？　あなたは正直で思いやりがあり、丁重に振る舞いますか？　心を開いて相手と話し、相手が言うべきことに耳を傾けますか？　他の人を助ける方法を考えますか、それとも他の人があなたに差し出してくれるものだけですか？　相手を好意的に解釈しますか、それとも決めつけますか？　きわめて単純なことですが、あなたは自分と友だちになりたいですか？　これらの質問の答えが「いいえ」であっても、心配しないでください。あなたには希望する友だちができる時があります。自分の回復と自分の価値に基づいた人生を送ることに専念し続けましょう。今まで出てきた考えを検討し、実践しましょう。あなたならできます！

ミーティングに行く　あなたの依存行動が何であれ、関連する12ステッププログラムを見つけることができます。とくに薬物やアルコール依存でそれは確かで、あなたのニーズに合ったさまざまなミーティングが存在します。12ステッププログラムに参加する利点は数え切れないほどありますが、そのなかで最大のものは社会支援です。あなたの依存を本当に理解している人々と出会い、相互交流することができ、心を開放して高揚させる経験となります。この経験を逃す手はありません！　ミーティングの出席者は信じられないほどの支援文化に囲まれます。ダンス、ピクニック、会議、キャンプ旅行などの社会的活動は普通にみられ、多くの楽しみと友情があなたの回復にもたらされます。何らかの理由でミーティングに出席することを拒否するとしても、せめてその情報をチェックするのが賢明です。少なくとも三つの異なるミーティングに行き、それぞれの回に幾人かの人に会う機会をもちましょう。回復期に友人をもつことは信じられないほど素晴らしい贈り物となります。回復するのに孤独でいる必要はありません！

活動に参加する　現在では社会的活動の機会はひっきりなしにあります。あなたのしたいことを決めるだけの問題なのです。インターネットもありますね！ミートアップ（www.meetup.com）のようなSNSは、青空の下で活動するため

のグループを集めています。あなたのために計画されたグループは必ずあります。あなたがすることはただ一つ、表へ出て新しい人々と会うことです（もしこのことがとくに困難であれば、次のセクション「社会的な居心地の悪さをうまく処理する」を検討してください）。

新しい人々に出会う手助けになる活動のリストを以下に示します。

■ ハイキングクラブに参加する。
■ ランニング、ウォーキング、サイクリングを始め、レースのためのトレーニングプログラムに参加する。
■ ヨガやエアロバイクなどの運動教室に参加する。早くにその教室に行き、他の人とおしゃべりをする時間を作る。
■ 料理教室など、興味のある教室に参加する。地元の大学やコミュニティセンターに行ってみる。
■ 教会や寺院など、宗教的な集まりに参加する。
■ ボランティア活動をする。
■ ドッグパークに犬を連れていく。犬の飼い主はこの世で最も友好的な人々です。もうすでにお話をしているかもしれませんね。
■ あなたが独身であれば、オンラインデートをしてみましょう。評判のよいウェブサイトを利用して、個人情報をどの程度公開するか、どこで新しい人々と出会いたいかをよく考えて決めましょう（家で会うのはいけません！）。少なくとも1度はデートしてみましょう。そして、最初のデート時の恐れを通りぬけましょう。その恐れは回復の初期にいる時には大きなものかもしれません。

すでにある人間関係のうえに築く　この世界は社会的人間関係に満ち溢れています。あなたの最も近しい家族から、お気に入りの喫茶店のマスターまで。すでに多くの人を知る機会があるはずです。個人的な人間関係における親密さやつながりが欠けていると、孤独で孤立していると感じるものです。これを改善するには、すでにある人間関係のうえに築き始めることです。おそらく、知人や同僚のなかに、あなたが興味をもっている人がいるでしょう。それらの人々とさらに知り合う機会を作りましょう。お茶や、お互いが楽しめそうな活動に誘いましょう。より深い人間関係を築きたい知人のことを考えるために、下記の空欄を用いてブレインストーミングをしてみましょう。

相手：＿＿＿＿＿＿＿＿＿＿＿＿＿＿＿
一緒に行う活動のアイデア：＿＿＿＿＿＿＿＿＿＿＿＿＿＿＿＿＿＿＿

＿＿＿＿＿＿＿＿＿＿＿＿＿＿＿＿＿＿＿＿＿＿＿＿＿＿＿＿＿＿＿＿＿＿

相手：＿＿＿＿＿＿＿＿＿＿＿＿＿＿＿
一緒に行う活動のアイデア：＿＿＿＿＿＿＿＿＿＿＿＿＿＿＿＿＿＿＿

＿＿＿＿＿＿＿＿＿＿＿＿＿＿＿＿＿＿＿＿＿＿＿＿＿＿＿＿＿＿＿＿＿＿

相手：＿＿＿＿＿＿＿＿＿＿＿＿＿＿＿
一緒に行う活動のアイデア：＿＿＿＿＿＿＿＿＿＿＿＿＿＿＿＿＿＿＿

＿＿＿＿＿＿＿＿＿＿＿＿＿＿＿＿＿＿＿＿＿＿＿＿＿＿＿＿＿＿＿＿＿＿

相手：＿＿＿＿＿＿＿＿＿＿＿＿＿＿＿
一緒に行う活動のアイデア：＿＿＿＿＿＿＿＿＿＿＿＿＿＿＿＿＿＿＿

＿＿＿＿＿＿＿＿＿＿＿＿＿＿＿＿＿＿＿＿＿＿＿＿＿＿＿＿＿＿＿＿＿＿

相手：＿＿＿＿＿＿＿＿＿＿＿＿＿＿＿
一緒に行う活動のアイデア：＿＿＿＿＿＿＿＿＿＿＿＿＿＿＿＿＿＿＿

＿＿＿＿＿＿＿＿＿＿＿＿＿＿＿＿＿＿＿＿＿＿＿＿＿＿＿＿＿＿＿＿＿＿

　最初のうちは、人生にこの新しい体験を加えることは難しいかもしれません。けれども得られる結果は、絶対的に価値のあるものになるでしょう。頼ることのできるしっかりした友人グループをもつことは、幸せで健全な人生を作っていくための重要な要素です。

社会的な居心地の悪さをうまく処理する

　依存に陥っていた経験のある人が、回復の初期、社会のいろいろな場面で居心地の悪さを感じるのはとてもよくあることです。次は、依存行動から自由になったあなたが社会的な居心地の悪さを減らす方法について述べます。

　自分自身に休息を与える　自分がすっかり新しい生活様式に慣れつつあることを忘れないでください。容易ではないとわかっていながらも、それでもあなたはとにかくこの道を歩いてきました。ここまでやってきたのです！　神経質になり、

居心地悪く感じ、社会的に自分の居場所ではないと今は感じても、自分をひどく責めることはありません。それはいたって正常なことで、むしろ期待がもてることです！　それはあなたが進んでいく新たな挑戦課題にすぎません。あなたが社交世界にとくに気落ちしてストレスを感じたら、自分自身をそっとしておきましょう。セルフケア行動をしましょう。マインドフルネススキルやリラクセーションスキルを実践しましょう。癒しに向かうこの旅を歩むための自分の強さを思い出しましょう。あなたは行きたい場所にたどり着きます。ただ時間がかかるというだけなのです！

　友人を連れてくる　依存行動と関連する社会的場面にいることはとくに困難な状況です。たとえば、パーティでアルコールや薬物を使っている人がいる場面や、外食時に過食の誘惑に駆られること、あなたの面前で喫煙やギャンブルをしている友人がいる場面などです。追加の支援が必要になることは何ら間違ったことではありません！　あなたが回復に取り組んでいることを知っていて、支援してくれる友だちを一緒に連れてきましょう。もしできなければ、いつもその人々のリストと電話番号をもっていましょう。誘惑が多く、居心地悪く感じるような困難な状況にいることを知らせておき、支援が必要な時には電話やメールを送ることを伝えましょう。成功のために準備しておきましょう！

　心のつぶやきを監視する　誰でも一日中頭のなかでさまざまな思考がめぐっています。あなたの頭は大忙しであることを意識してください。情報を集め、分類し、ラベルをつけ、自身を安全な状態に保つために世界を理解しようとしています。そういったことでフル稼働のあなたの心は、あなたにさまざまな思考を次から次へと送り込んでいます。多くの思考は自分自身に関するものです。こうした「心のつぶやき」は、有益にもなり有害にもなり得ます。

　あなたの心のつぶやきはひょっとしたら励みになるかもしれません。もし本当に励みになるとしたら、とても素晴らしいことです！　自分自身のチアリーダーをもつことで、あなたは最終的に大変遠くの高みにまでたどり着けるでしょう。けれども励みではない時もあるでしょう。とくに依存行動が人生の一部であり続けた人は、心のつぶやきは否定的、批判的で、まったく無礼なものとなります。パート１で学んだ通り、これらの思考はあなたの気分や行動に影響を与えます。基本的なことですが、これらの思考は人生全般を通して大きな影響力をもっているのです。社交環境に入る時やすでにその場にいる時に、このことは大きく関与してきます。そしてあなたから自信を奪う思考が積み重なり始めるのです。自分

[第9章] 人間関係　193

の思考を観察する本当の専門家になりましょう。そして、そうした心のつぶやき
を正しい道に乗せましょう。

エクササイズ 9.9　思考を追跡する

　次のフォームを使ってあなたの思考を追跡し、より肯定的な心のつぶやき
を作り上げましょう。あなたの日記を使って着実に取り組むこともできます。
状況についてのあなたの感情の強度を、1（最も弱い）から10（最も強い）
の点数で記録しましょう。

【例】
状況：ハロウィンパーティに行く。断酒をしてから初めてのパーティ。
思考（心のつぶやき）：この仮装はとても間抜けに見える。みんなが私をこ
　　っけいだと見るだろう。誰も私と話さないだろう。面白いことは一つもな
　　い。パーティが嫌なものだったらどうしよう。
感情：不安、神経質、心配：生理的に不快、不安定、そわそわする
感情の強度（1 ― 10）：9
否定的な心のつぶやきを相殺する、自分を励ます思考：理由があって彼らは
　　私を招待した。だから彼らは私に来てほしいと思っているに違いない。み
　　んなが馬鹿げたハロウィン仮装をしている。しかも、これは美人コンテス
　　トではないのだ。もし本当に面白くなければ早めに帰ってくることもでき
　　る。スティーブはパーティに参加する。彼は私が断酒したことを知ってい
　　るし、これまでとても支援してくれた。試しに参加しても殺されることは
　　ないだろうし、ひょっとしたら楽しめるかもしれない！
今の感情の強度（1 ― 10）：4（まだ不安だが、だいぶ気持ちは軽くなった）

【あなたの回答】
状況：＿＿＿＿＿＿＿＿＿＿＿＿＿＿＿＿＿＿＿＿＿＿＿＿＿＿＿＿＿＿
思考（心のつぶやき）：＿＿＿＿＿＿＿＿＿＿＿＿＿＿＿＿＿＿＿＿＿＿
感情：＿＿＿＿＿＿＿＿＿＿＿＿＿＿＿＿＿＿＿＿＿＿＿＿＿＿＿＿＿＿
感情の強度（1 ― 10）：＿＿＿＿＿
否定的な心のつぶやきを相殺する、自分を励ます思考：＿＿＿＿＿＿＿＿＿
＿＿＿＿＿＿＿＿＿＿＿＿＿＿＿＿＿＿＿＿＿＿＿＿＿＿＿＿＿＿＿＿＿

194 **Part.3** 前進する

今の感情の強度 （1 — 10）： _____

　肯定的な心のつぶやきを実践するのと同様に、第2章に戻ってエクササイズを行うのもよいでしょう。自分の思考とその立脚点をより理解できれば、自分の気分や行動をより制御できるでしょう。

結論

　おめでとうございます！　あなたは個人的な人間関係に焦点を当てる、大変な取り組みを実践してきました。本章の行程を通して、幅広い感情に出会い、対処してきました。さらにこの作業を進めていくあなたは、今とても偉大なことをしているのです！　続けていきましょう——あなたは立派にやっています！　あなたの人生は回復の途上にあります。次章は、そんなあなたの健康と楽しさ、幸福の水準をさらに高めていくことがテーマです。

ゴメス一家の場合

　これまでトニーとカルメンはこのワークブックを用いて、困難だがやりがいのある多くの課題に取り組んできた。けれども今までの課題はどれも、彼らの人間関係の課題に取り組むことに比べれば、まだたやすいものだった！

　トニーとカルメンはそれぞれ出発点として「招待状」を使う。各々がワークシートの空欄を埋める。そしてティナが友だちの家に行っている静かな夜を選び、招待状をお互い声に出して読み合う。最初は直接話すことにぎこちなさがある。

　トニーはとくに居心地の悪さを感じる。自分はカルメンのためにどのような夫でいたいかについて読み上げている間、息が詰まる感覚を味わう。少しの間だが、「こんなのは馬鹿げたことだ」と宣言してここから立ち去ろうか、とじっと考える。けれども、それは責任回避の口実で、情動のごまかしだと彼にはわかっている。自分は以前はそうだったが、今は違う人生、よりよい人生を歩みたいのだ。そこで彼は反対の行動を選ぶ。彼はその場にとどまる。たとえ言葉が出なくなり、ごくりと喉を

強く鳴らしてしまう時であっても、逃げずに自分の感情を感じることを受け入れる。そして彼が受け取る贈り物には価値がある。カルメンは今までにないくらい強く彼を抱きしめる。

カルメンは何年もの間、怒りの感情をもち防衛的になっていたが、今はだいぶ少なくなっている。これからはできる限り柔らかい情動でトニーに手を差し伸べようと決意する。彼女はあちこちで傷つき、恐れを抱いてきたことを彼に伝え始める。怒りや批判の代わりにこのような柔らかい方法を用いることで、トニーの応答がはっきりと変わっていくことにカルメンはすぐに気がつくはずだ。彼女は「私は」発言を実践し、友だちとの会話や家族との間でも、会話の進み方が以前とは違うことに気づく。実際、その健全なコミュニケーションの効果に感銘を受けたので、カルメンは、情動に焦点を当てたカップルカウンセリングの治療者を見つけてはどうかとトニーに尋ねる。トニーは最初はいくぶん抵抗しているが、「試しにやってみるよ」と答える。彼らは自分たちの夫婦生活に意識的に取り組み、長い間失われていた親密さを経験し始める。

最もつらいのはティナに話をすることだ。ティナはまだ若すぎるので、こういった複雑なことを話すべきではないとトニーは主張し、カルメンもある程度は賛成する。ところが驚くことに、話す機会が与えられると、ティナには言いたいことがたくさんあった。ティナは「今まで家族みんなが一緒にいても家のなかは空っぽな雰囲気だった」と話す。さらに続けて、家のなかのおかしな場所でビール缶を見つけたこと、カルメンがダンス教室に迎えにくるのを忘れたこと、友だちのお母さんに車で家まで送ってもらった時どんなだったかということ、カルメンがオンラインショッピングをしていることに気がついたこと、を話す。そしてティナはエージェーについて、「彼がいなくて寂しい。エージェーは、私が怖いと思っていることをすべて話すことのできる相手だった。今は一人ぼっちだ」と述べる。

ティナがこうしたことすべてをトニーとカルメンに伝えた時、自分がこの会話の準備をしていたことをトニーは神に感謝した。この本で学んだ支持的返答フレーズをいくつか覚えていたのだ。彼は打ちのめされた時にもなお「続けてごらん、もっと聞かせて」と言うことができる。自分の娘に「私たちはお前がどんな風に感じているかを知りたい。じっくり聞いているよ」と言う。カルメンはトニーの手を握りしめている。のちにカルメンはトニーに、「あなたは立派だわ」と言う。一つの家族と

して、トニーとカルメンは「中止同意の誓い」を毎朝家を出る時に唱える。ティナはこれを聞いて安心しているようだ。ティナのベッド脇のテーブルには、自分で書き写したこの同意の誓いが置いてある。

　ティナは家族との会話の最中、大いに泣き叫ぶ。彼女は自分の感情を隠さず、両親を拒否することもしない。トニーとカルメンは彼女を抱きしめ、背中をさすり、涙を拭いてあげる。そして、自分の娘が勇敢で強く正直であると心からほめたたえる。

　その夜ベッドのなかで、かつてそうしていたようにカルメンはトニーの胸に頭をもたせかける。「ティナは本当に立派だと思わない？」とカルメンは言う。「ティナがずっとこんな風に正直でいられたら、と思うの。私たちがしてきたように感情を考えないようなことはしてほしくない、ただただそう思うの」。トニーはカルメンの肩をゆっくりと撫でて言う。「ティナがそんなふうであれば、僕たちのすべきこともわかるよ。僕らはやっとそれがわかってきているんだ」。

Capter 10　Recovery, Relapse Prevention, and Beyond

第10章
回復、再発予防、そしてその先に

開放に終わりはない
──シャーロット・浄光・ベック

　前章では、個人的な関係にフォーカスを当てることについてお話しました。周囲に強力な支援システムを築くことは、長期的な健康と幸福の基盤になります。今度は人生の他の領域に注目してみましょう。回復は定期的な点検を必要とするものだと考えてください。この章では、古い行動への再発を防ぐ方法としての健康についてお話します。あなたはただ生きながらえるだけでなく、新しい自分の感覚と新しい価値による、よい生き方をするようになるでしょう。もちろん、依存から回復し、ゆっくりと自分の人生を再構築している仲間の物語について読むことになります。彼らの物語を観察者として読むことを忘れないでください。これは途切れることのない回復のためのアイデアを得る最良の方法です。自分なら彼らの状況にどう対処するかを考えてみましょう。この章では、健全さを維持するための五つの重要な領域、すなわち栄養、睡眠、運動、仕事、そして楽しむことについてくわしく見ていきます。ゴメス一家がどのように健全な行動を取り入れているかについても示します。用意はいいですか？

198 **Part.3** 前進する

> **ライアンの
> 物語**

ライアンは 26 歳、地元の食料品店のアシスタントマネージャー
をしながら定時制の学校に通っており、自分を大変誇りに思ってい
る。彼は 4 ヵ月間マリファナを使っていない。近ごろはますますマ
リファナのことを考えなくなった。ミーティングは助けになっている。彼はナルコ
ティクス・アノニマスの新しい仲間と語らう。

来週は父親の一周忌だ。ライアンはもう 1 年が経ってしまうことが信じられない。
この 1 年は過ちにあふれ、ポットで思考を無感覚にさせてばかりいた。4 ヵ月間
マリファナを使っていないにもかかわらず、ライアンは思い通りにいかなかった。
彼はまだ不眠に悩んでいたし、ひどいジャンクフードばかりの食事のせいで 14
キロも太ってしまった。ライアンは定期的に運動をしていたが、うつ状態になる
とやめていた。彼は自分をケアする気力を失っていた。しかし再び健全になりた
いと切実に願う気持ちもあった。

ライアンは動物看護士になるため、昼は学校に通い、夜は食料品店で働いて
いる。父親の死から 6 ヵ月後、ライアンは退学した。ありがたいことに学校か
ら最近連絡がきて、講義と実習を終えるために復学を考えていないか尋ねられた。
動物が周りにいると、動物を愛し軽トラックにいつも 2 匹の犬を乗せていた父親
のことを思い出す。カウンセラーの援助と、喪失と依存のサイクルを理解するた
めのワークブックにより、ライアンは新しい健全な方法で人生を取り戻そうとして
いる。

栄養

これまでお話ししてきた通り、依存行動が止まってもよくない気分が続くこと
があります。依存の渦中にいる時、食生活が不適切になっている可能性がありま
す。点検すべき領域の一つは、普段の食生活です。栄養は回復を長続きさせます。
よいものを食べるほど、気分がよくなることは当然です。よい気分は、過去の喪
失を考える時に湧きあがってくる感情に対処するのに役立ちます。ライアンのよ
うに乱れた食生活をしていると体重は増えるでしょう。ダブルチーズバーガー、
フライドポテト、多くの炭酸飲料は、よくない気分を癒してくれる食べ物だった
かもしれません。アイスクリーム、箱いっぱいのクッキー、そして大量のキャン
ディーバーは、短期的には緊張を緩ませてくれるかもしれません。もうおわかり
かと思いますが、この応急処置は罪悪感や体重増加につながります。あなたは食
生活を変えたいと思っていても、たぶんどこから始めるべきかわからなかったで
しょう。幸運なことに、このワークブックを始めてから得られたすべての成長は、

食生活を改めるのにもよいのです。

　食生活を変えるにあたり、三つの基本原則を覚えておきましょう。まず、食べ過ぎが問題の時は食べる量を減らす。そう、適切な量にするということです。実際にお皿のサイズを変える人もいます。通常、小さなお皿にすると食べる量は減らせます。第二に、決まった時間に食事をする。不規則な、もしくは深夜の食事は食べ過ぎを招いてきたことでしょう。寝る4時間前までに食事を済ませれば、消化はよくなります。日中に健康で栄養価の高い軽食をとることは、驚くほど甘味志向を食い止めてくれます。第三に、食べるものを変える。これは今まで食べていなかったもの、とくに果物や野菜を取り入れるということです。

　かかりつけ医や栄養士に相談して、あなたに必要な栄養をチェックしてもらうのもよいでしょう。彼らは栄養をベストな状態にするために、食事にビタミンやその他のサプリメントを加えるようアドバイスするかもしれません。今まで栄養士に相談したことがないなら、チェックをしてもらうため予約をとってみませんか？

　ライアンは医師の助言に従い、栄養士のところに行きました。栄養士は、彼が1日8～10本の炭酸飲料を飲んでいたことを知りました。彼はその日の活動のために、朝、炭酸飲料を飲むことから一日を始めていたのです。そこで、炭酸飲料を減らし、水を飲むよう勧められました。彼は料理をしたり、盛りつけたりすることをまったく知りませんでした。栄養士は健康を取り戻すため、彼に健康なレシピを提供しビタミンのサプリメントをとることを勧めました。4週間後、ライアンは4キロ体重が減ったことに興奮しました。さらによいことに、彼は炭酸をまったく飲まなくても今まで以上に活力を感じたのです！

エクササイズ10.1 ｜ 食事日記

　ここまでの章であなたは自分の行動や情動をチェックすることを始めています。今度は食事について4週間記録しましょう。食事をチェックすることで、1週間にどんなものをどれくらい食べているか明確にできます。自分の食事のパターンも今まで以上にわかります。自分の食事を跡付けていくうちに、あなたは自分の気分や睡眠、活力、集中力に変化が生じているという興味深い事実に気づくかもしれません。食事日記は栄養士との最初の予約に持っていくことができます。下記の、またはあなた独自の食事日記を使って、1週間の食事をチェックしましょう。

食事日記

	月	火	水	木	金	土	日
朝食							
軽食							
昼食							
軽食							
夕食							

睡 眠

　この章の最初に登場したライアンのように、あなたはしばらくの間、睡眠に問題を抱えていたかもしれません。薬物やアルコールの問題は、睡眠パターンに深刻な影響を与えます。経験があると思いますが、ひどく思い悩んだり悲しみを感じたりすることも睡眠に影響します。ここでは健全な睡眠を取り戻すためのいくつかの方法を学びましょう。もし実際に睡眠の問題がある場合は、必ず医師に相談してください。

　ハーバード大学医学部の睡眠医学部門（2009）（www.understandingsleep. org）は、睡眠を改善するための以下のようなヒントを概説しています。あなたの全体的な健康に小さな変化を起こす部分があるかどうか、これらのよい睡眠習

慣を見てみましょう。

カフェイン、アルコール、ニコチン、および睡眠を妨げるその他の化学物質は避けましょう。カフェイン（コーヒー、紅茶、チョコレート、コーラ、鎮痛剤に含まれる）は覚醒状態を維持するよう作られた刺激物質です。ライアンは毎日８〜10本のカフェインの入った炭酸飲料を飲んでいましたが、炭酸を減らし代わりに水を飲むようになったら、睡眠が改善したことに気づきました。あなたは寝る前の４時間、あらゆるカフェイン入り製品を避けられますか？　同じことがニコチン（タバコ、葉巻、ニコチンガム、噛みタバコ）にも当てはまります。寝る前の４時間、タバコを吸ったり、その他のニコチン入り製品を使わないようにしましょう。アルコールについても、あなたは飲み方を変えていくでしょう——アルコールは睡眠の質を低下させるので、これは朗報です。もっと深くぐっすり眠りたいですか？

寝室を睡眠に適した環境に整えましょう。暗くて静かで涼しい寝室は、よい睡眠をもたらします。あなたの寝室は十分暗いですか？　そうでない場合は、ブラインドを調整したり、厚いカーテンを足したりして光を遮断できますか？　地元のドラッグストアで売っている耳栓やアイマスクは、意外と音や光を遮断できます。10年以上同じマットレスや枕を使っているなら、新しいものと取り換える時期かもしれません。ペットのせいで寝つけなかったり朝早く起こされたりする時には、彼らの寝床を寝室の外に置きましょう。寝室に電化製品をたくさん置くことも睡眠の妨げになります。寝室を見てみましょう。テレビやコンピュータなどを別の部屋に移動できますか？　目指すゴールは、回復を長続きさせるために寝室を睡眠の聖域にしつらえることです。

気分を落ち着かせるような寝る前の習慣を作りましょう。その日起きたことによってあなたの気分が高まっているなら、睡眠を助けるお決まりの行動が必要です。寝る前に本や雑誌を読むと、眠る準備が整いやすくなります。この本のマインドフルネスエクササイズを何か一つやってみることも役に立ちます。思い悩んだり不安になったりした時は、日記に問題を書き留め、それを閉じ、翌日まで放っておきましょう。夜中にぐっすり眠ると、頭が冴えてやっかいな問題も解決できるかもしれません。心を落ち着かせるために今日思い悩んだことを放っておくことも、健全な回復のステップです。

本当に疲れてから床に就きましょう。もし眠れず寝返りばかり打っているなら、おそらく眠くなるよりもイライラするでしょう。一般的に、床に就いて約20分寝つけなかったらベッドから出るとよいといわれます。何か寛げることを見つけて、もう一度眠いと感じたらその時ベッドに戻りましょう。たとえばライアンは、

寝返りばかり打っているような夜はベッドから出ました。旅行雑誌を見たり、アフリカのサファリに行って動物の写真を撮ることを想像したりもしました。ライアンはよりリラックスした状態でベッドに戻り、寝つくことができました。

目覚まし時計の向きを枕と別の方向に変えましょう。寝つけない時、寝室の時計を何度も見た経験はありますか？　こういう行動は実は寝つきを悪くします。目覚まし時計を遠ざければ時計を見ることもなくなります。これはライアンにとって簡単なことでした。目覚まし時計の向きを変えるだけでよかったのですから。こうすることで彼の寝室はより暗く寛いだものになりました。ライアンは夜中に時間を思い悩まなくなってから、寛げるようになりました。

自然の光を取り入れましょう。毎朝寝室のブラインドを開ける習慣をつけましょう。そしてどんな予定が入っていても、休憩時間に外に出て、再び自然の光を浴びるようにしましょう。ライアンは日中授業を受けて夜働くという変則的な生活をしていました。彼は授業の合間に10分間外に出て、午後の日差しを浴びるようにしました。

睡眠スケジュールを決めましょう。これによりあなたの睡眠の質は間違いなくよくなります。あなたを退屈な人間にするためではなく、「体内時計」をセットするためにそうするのです。午後2時から午後10時まで食料品店で働いていたライアンには、これは難しいことでした。彼は午後11時30分に寝て午前7時30分に起きるとどんな感じか、4週間チャレンジしてみました。ライアンはそのスケジュールを守ることができ、しかも質のよい睡眠がとれたことに驚きました。毎日同じ時間に寝て同じ時間に起きると、毎晩決まった時間に眠るよう「体内時計」がセットされます。月曜の朝に眠気を持ち越さないために、週末もなるべくスケジュールを守りましょう。もし前の晩によく眠れなくても毎朝同じ時刻に起きること、これが体内時計をセットする最善の方法です。

脱水を防ぐため水を十分飲みましょう。喉の渇きで起きたくなければ、寝る前に水を十分飲みましょう。これによって夜中にトイレに起きることはありません。ライアンはすでに栄養士と面談して以来、水を十分飲むようにしていました。彼はこれも睡眠をよくしている要因だと感じています。

運動すると気分がよくなります。寝る何時間か前に運動すると、ぐっすり眠れることを知っていましたか？　運動は寝つきをよくし、より深い睡眠をもたらします。肝心なのは、一日のうちでも早い時間帯に運動をしたり、少なくとも寝る3時間前までに運動を終わらせることです。ライアンは運動が睡眠を改善してくれるのか信じられませんでした。しかし彼は「睡眠改善ワークシート」（後述）をつけ、運動がいかに睡眠を改善するかに気づきました。新しい運動を始める前に

[第10章] 回復、再発予防、そしてその先に | 203

は必ず医師に相談してください。この章の次のセクションでは運動に焦点を当て、どのように運動を始めたらよいかお話しします。

これらの睡眠のヒントを活かすには、きっちり行うことが何より大切です。4週間、このなかの一つまたはいくつかを行いましょう。以下の「睡眠改善ワークシート」を使って、4週間の活動を記録しましょう。開始日をワークシートに書き留めれば、改善の足跡をたどることができます。

エクササイズ10.2 睡眠改善ワークシート

この表はハーバード大学医学部睡眠医学部門（2009）（www.understandingsleep.org）から提供された情報に基づいています。やってみようと思う睡眠を改善するための活動の隣にチェックをつけてください。開始日も書きましょう。「睡眠についてのよい変化」欄には、睡眠について気づいた変化を書き留めます。どんな小さな変化でもOKです。スペースが足りない時は、自分の日記も使ってください。

チェック欄	睡眠を改善するための活動	開始日	睡眠についてのよい変化
	睡眠を妨げるカフェインやアルコール、ニコチン、その他の化学物質を避ける		
	寝室を睡眠に適した環境に整える		
	気分を落ち着かせるような寝る前の習慣を始める		
	本当に疲れたら床に就く		
	目覚まし時計を見ない		
	自然の光を取り入れる		

204 **Part.3** 前進する

チェック欄	睡眠を改善するための活動	開始日	睡眠についてのよい変化
	睡眠スケジュール通りに行動する		
	摂取水分量を整え、もっと多くの水を飲む		
	一日の早い時間に運動をする		

エクササイズ 10.3 | **睡眠日記**

就寝時刻と起床時刻、合計睡眠時間を4週間記録しましょう。夜中に何回起きたか、1日に何杯カフェイン入り飲料を飲んだかも書いてください。

	月	火	水	木	金	土	日
床に就いた時刻							
起きた時刻							
合計睡眠時間							
途中で起きた回数							
カフェイン入り飲料の量							

運動

あなたはライアンのようにもう一度運動を始めようと思っているか、ちょうど運動習慣を改善させたところかもしれません。運動の習慣をもつことは好ましいことです。あなたはそうした習慣をもつ人々の仲間入りをしたのです。定期的に運動する人は気分がよくなり、よりいっそう回復するといわれています。実際、定期的な運動は、依存に時に伴う不安や抑うつを減らすための素晴らしい方法です。ジェームス・オープロチェスカ（2009）は、『依存医学の指針』のなかで「身体活動は気分やストレスをコントロールし、ストレスを減らすのに役立つ。また、週に60分の運動をすることは、回復途上にある人に50以上の肉体的・精神的健

康に関するメリットをもたらす」と述べています。身体活動は、思い悩むことや悲しみのために疲弊した免疫システムを強化することにより、ストレスや緊張の解消を助けます。運動はあなたの気分や回復に永続的な効果をもたらすのです。

　新しく運動を始めたり運動習慣を改善したりすると、身体と脳は実際に新しいつながりを築きます。ストレスに対処・対応する能力は向上し、自尊心も向上します。治療プログラムに身体活動を組み込んでいる多くの回復施設は、運動が強迫的習慣の健全な代替物だと気づいています。運動は渇望を減らすことがあります。運動プログラムを、かつて依存行動があなたに与えたのと同じ身体的喜びに置き換えるよい機会です。運動グループへの参加を決めたなら、さらに多くのメリットがあるかもしれません。チームに参加するというメリットだけでなく、顔を出したり活動を頑張るようチームメイトから励まされるというメリットがあるからです。あなたは団体競技で活躍するかもしれませんし、そうすれば他の人はすぐあなたの成果に気づくでしょう。運動を続けることは、過去の依存行動が再発する危険を大幅に減らしてくれます。ですから運動プログラムには短期と長期、両方のメリットがあるのです。

　ヨガ、太極拳、ピラティス、武道などの運動は、あなたの健康を改善するだけでなく新しいスキルを与えます。バランスがとれていること、柔軟性、そして忍耐力などの身体的および精神的スキルは、まさに依存からの回復そのものです。これらの運動は、前の章で学習したマインドフルネススキルを向上させます。またはマインドフルネススキルによって、いろいろな運動にチャレンジする新たな旅の準備がなされていたことを、あなたは発見するかもしれません。心身のつながりを改善させる準備をしましょう。これらの運動は、依存や薬物の問題からの回復に役立つだけでなく、食べ物、ポルノ、ショッピングといったものへの依存からの回復もサポートします。基本的に、あなたは脳と身体の結びつきをつなぎ直し、ストレスを減らして健全な行動を増やします。これらの新しい運動にチャレンジし、自分の心がどう感じるか見てみたいですか？　どのくらい進歩したか把握するために、後述の運動日記を使ってみましょう。もし一定期間運動していなかった場合は、運動プログラムを開始する前に忘れずに医師に相談してください。

　運動プログラムを開始したり再開したりすると、より健康になろうという内発的動機づけが生まれるために、心と身体が結びつくことがすぐわかるでしょう。自信や自己認識が新しくなったことに気づくかもしれません。このツールや他の回復ツールは、あなたが思考や情動、身体にストレングスを集められるようになることを目的にしています。精神的、身体的なストレングス、スタミナがあると

206 **Part.3** 前進する

はどのようなことでしょう？　自分の運動レベルと目標が今どうなっているかチェックしましょう。目標をやり遂げようとするあなた自身を視覚化しましょう。運動のレッスンを受けたり、チームスポーツに参加したり、ウォーキングの習慣を始めるのはどうですか？　これは少しモチベーションを上げるだけでいつも感じられる気持ちです。目標に向けて取り組みましょう、そうすれば成果はあなたのものです！

エクササイズ 10.4 運動日記

　運動習慣を4週間記録しましょう。行った運動とその合計時間を書き出してください。いろいろな運動、とくにヨガ、太極拳、ピラティスのような代替運動を試してみましょう。その週に試した新しい運動には印をつけてください。また1から5までの簡単な評価尺度を使って、その日どんなふうに感じたかも書き出してください。

1 ＝よくない
2 ＝まあまあ
3 ＝少しよい
4 ＝とてもよい
5 ＝素晴らしくよい

	月	火	水	木	金	土	日
運動の種類							
運動した時間	___分	___分	___分	___分	___分	___分	___分
気分							

　ライアンは運動日記を振り返って驚きました。運動した日の気分は4や5、つまり、とてもよかったり素晴らしくよかったりしたのです。彼が数週間前から通い始めたジムには武道のレッスンがありました。その日の気分は5でした。ライ

[第10章] 回復、再発予防、そしてその先に | 207

アンは理解し始めました。運動が気分にどのように影響するかを知ることは、力を与えてくれるのです。運動を習慣づけようとする努力を強化してくれます。気分のよい日が増えれば、回復を長続きさせたり健全になったりするチャンスが増えます。頑張りましょう！

仕事

ほとんどの人は、仕事を健康を維持する方法とは考えていません。あなたはストレスの多い仕事をしているかもしれませんし、自分に価値があると感じられない仕事をしているかもしれません。近ごろだと、従業員削減のために一人分以上の仕事をしているかもしれません。最近失業したかもしれません。あるいは、技術や教育レベルに見合っていない職場で働いているかもしれません。あなたがマインドフルネススキルを使っているなら、仕事に対するエネルギーを更新するチャンスです。今は他の仕事を探したり、新しい分野にチャレンジしたりするよい時期であると感じているかもしれません。このセクションの目的は、今あなたが行っている仕事に対するかかわり方を一新させることです。あなたが仕事を探しているなら、それをフルタイムの職務と考えて、仕事を探す際に次のスキルを使います。これはコンピュータのリセットボタンを押すようなものです。コンピュータは同じでも、いったんリセットボタンが押されれば、その働きの新たな側面をあなたは見つけるでしょう。

仕事を労役のように感じにくくする方法

あなたは自宅よりも職場にいるほうが長いかもしれません。家族よりも同僚と過ごす時間のほうが長いかもしれません。もしその通りなら、仕事との新たなかかわり方を見つけることは、あなたが回復を続けるうえで、まさに必要なことかもしれません。ここでは、仕事を労役のように感じることを減らすための八つの戦略を提供します。これら八つの戦略を読めば、どれが自分に最も合っているか判断できるでしょう。あなたが働いていくなかで、いつそれを使い始めればよいか判断するためのチェックリストも示します。このようにして、自分の仕事に合った新しい自分を生み出していくことができます。試してみる準備はいいですか？

自分のペースを守る。あなたは、多大なノルマを抱え、ハイペースで動く環境のなかで働いています。気になる締め切りや課題があります。ペースダウンし、

一息つき、自分のペースで働くのはどんな感じでしょうか？　休憩が必要な時には、自分にそれを許可しましょう。椅子から立ち上がって歩き回ることで、あなたの生産性はより優れた、より効率のよいものになるかもしれません。10分外に出て自然の光を浴びることは気分を癒すということを覚えておきましょう。

決めつけない。もしかするとあなたは、仕事のことになると自分に大変厳格であるかもしれません。新しい働き方では、自分自身に優しくすることが必要です。自己批判が減ると、あなたは解放され、新しい仕方で仕事に集中できるようになります。それは憂うつな天気の日が続いた後に太陽の暖かさを感じるようなものです。そこにはあなたやあなたの心を照らす光があります。これは目の前の仕事に戻るのに最適な環境です。

頭脳食は OK。この章の最初で、あなたは最善の回復には栄養が大切であることを学びました。そう、よい栄養は日々の仕事における気分にとって重要です。もちろん、かつてのあなたは午後の眠気に打ち勝つためにコーヒーや砂糖に頼っていたかもしれません。ここでは、仕事の成功のためによりよく食べるというコンセプトを導入しようとしています。今こそ、あなたが試してみようと思っている新しい食品の選び方を実行する時です。

心を変える。あなたはかつて仕事に対してネガティブな思いをもっていたかもしれません。職場にはネガティブな雰囲気をもたらす同僚がいるかもしれません。あなたに同僚のネガティブな態度は変えられませんが、自分の態度は確実に変えることができます。第4章と第8章のマインドフルネスの実践を使って、仕事中の心を落ち着けましょう。ちょっとした実践があなたの心を変えてくれます。机や仕事場にポジティブなメッセージを飾りましょう。イチオシは「やっていることを好きになろう」です。このフレーズをプリントアウトしてコンピュータや仕事場に貼りつけ、毎日、または一日に数回それを読みましょう。

完璧を目指さない。あなたは人生を通して物事は完璧でなければならないと教わってきたことでしょう。別のやり方を試す時かもしれません。完璧を目指して自分を痛めつけるのではなく、そもそも完璧を目指さないようにしましょう。ポイントは、目の前の仕事を全力でやったら、その後休憩をとることです。あなたはいつでも仕事に戻って違う視点でそれを見ることができます。フレッシュな目と平静な心で仕事に戻れるようにしましょう。

直感を信じる。仕事で課題を仕上げたり締め切りを守ったりしようと苦闘している時、あなたは簡単に直感を見失います。直感はあなたの勘です。直感は、何をすべきか、とくに次に何をすべきか決める際の重要なヒントです。直感に耳を傾けると、仕事はスムースに完了へと向かいます。

[第10章] 回復、再発予防、そしてその先に　209

　注意散漫を解消する。注意散漫は一番の時間の無駄遣いです。仕事中に気が散るとあなたは脱線し、貴重な時間と資源を浪費することになります。注意散漫になっていることに気づき、仕事に自分を戻すよう心がけましょう。仕事に関する感情や思考に気をつけて。そうした思考や感情を仕事の一部と考え、再び集中しましょう。これを自然にできるようになるまで、何度でも練習してください。

　マインドフルネスの実践に立ち返る。大事なことを言い忘れていましたが、マインドフルネスのツールを日々仕事でも活かしてください。仕事を始める前に5分間マインドフルネスの瞑想を行うことは、一日を生産的なものにしてくれます。昼食時に休憩をとって、他の短いマインドフルネスのエクササイズを行いましょう。仕事にマインドフルネスを取り入れれば取り入れるほど、あなたの一日は流れるように過ぎていき、仕事のように感じにくくなります。

　これらの八つのテクニックを実践し、仕事の日々がどのように変化するか書き留めましょう。

エクササイズ 10.5 　恩恵としての仕事

　中央の列では、あなたが仕事を改善するために取り組もうと思うものにチェックを入れてください。右側の列に、その方法を始める予定日をメモします。日付を設定すると、職場で新しいツールを試す道が始まります。これらのツールはあなたの回復をサポートし、情動に関する長期的な健全さを築くのに役立ちます。改善に気づいたら日記に書き留めることを忘れずに。

仕事を労役のように感じさせない八つの方法	やろうと思うもの	開始予定日
私は自分のペースを守ります		
私は決めつけません		
私は頭脳食は ○ とします		
私は心を変えます		
私は完璧を目指しません		
私は直感を信じます		
私は注意散漫を解消します		
私はマインドフルネスの実践に立ち返ります		

210 **Part.3** 前進する

　あなたは仕事にちょっとした落ち着きをもたらすことができましたね。いかに仕事を楽しむことができるかを忘れないように、このチェックリストを机や職場に置いておいてください。今やあなたは、以前と比べて、楽しいことに気持ちを向けています。それは回復のバランスをとるために、なんてよい方法でしょう！

　ライアンは食料品店での仕事を自分のペースに合わせることに決めました。シフトに入ったらすぐ仕事の準備を万端整える代わりに、自分の呼吸や気分に集中しました。彼は今までより仕事を楽しんでいることに気づきました。同僚ともよりうまくやれるようになりました。ライアンのポジティブな態度は他の夜勤者の間にも広がりました。ライアンは初めて、仕事に行くのが楽しみになりました。もはや気持ちを無感覚にするためにポットを吸う必要はありません。ライアンは仕事と目標に没頭でき、素晴らしく感じました。

楽しむこと

　少し考えてみましょう。あなたにもおそらく自然に楽しめた時間があったはずです。物質や有害な行動に依存している多くの仲間たちと同じように、楽しみは、飲酒、薬物摂取などの有害な行動と密接に関連していることに気づいたかもしれません。さあ、これらの古い行動抜きで、再び楽しみを感じるにはどうしたらよいか、ちゃんと考えなければなりません。これは意外にも難しいことです。あなたがちょうど喪失を経験した時、または過去の重大な損失を思い出した時に、楽しみについて考えるのは変だと感じるかもしれません。喪失を経験した後、楽しむことは許されるでしょうか？　人生で再び楽しみや喜びを感じることはどんな感じでしょうか？　あなたの楽しみはまだそこにあり、表現する許可が出るのを待っているだけなのです。

　気分の改善や回復は、楽しいと感じる活動を増やすことによってもたらされます。楽しむ活動を行うことは、ストレスの程度を下げるもう一つの方法かもしれません。あなたはしばらく楽しむ活動を行っていなかったため、そうした活動を実際に計画するのが最善の戦略となります。「いいですね、後でやりましょう」と言うだけなら簡単です。自分で責任をもって自分自身の喜びを今まさに作り出すために、イベントの計画を立てましょう。

　楽しむとはどんなことか理解する方法の一つは、以下の「楽しむ活動リスト」を見てみることです。それらのほとんどはシンプルなので、昔やったことがあっても忘れているかもしれませんし、ほとんどが無料または非常に低コストです。

[第10章] 回復、再発予防、そしてその先に　211

しかも、ほとんどのことが短時間でできます。ここで強調したいのは、活動はあなたがすべきと考えるものでなく、あなたにとって楽しめるものでなければならないということです。今、楽しむことを見つけるために何度か試行錯誤することが必要かもしれません。何かを試してまったく楽しめないとわかったら、すぐに別のものを選びましょう。一日一つの楽しむ活動が、この新しいポジティブな習慣を始める最善の方法です。喜びに満ちた回復をあきらめないでください。

エクササイズ 10.6 | 楽しむ活動リスト

　このワークシートの左側には楽しむ活動のリストがあります。リストを見てください。ワークシートの右側には、その活動を楽しめるかどうかチェックをつけるスペースがあります。リストに目を通したら、活動を開始する予定の日付を記入しましょう。リストは順不同です。もちろん、これは楽しい活動の網羅的なリストではありません。したいことがここに挙げられていないかもしれません。回復に役立つその他の活動を書き込めるよう、最後に五行の空欄が設けられています。

楽しむ活動	この活動を楽しむ✓	開始予定日
ドライブに行く		
バイクに乗る		
部屋の模様替えをする		
職場を片づける		
ダンスのレッスンを受ける		
公園に行く		
楽器を習う		
地域のボランティアに参加する		
隣人を助ける		
映画に行く		
芸術的なことをする		
地元の庭園に行く		
下町に行く		
瞑想したりじっと座る時間をとる		
コンサートに行く		
長期休暇の計画を立てる		

212　**Part.3**　前進する

楽しむ活動	この活動を楽しむ✓	開始予定日
インスピレーションの湧く物語を読む		
好きな服を着る		
お風呂に入る		
本や雑誌を読む		
講義を聴きにいく		
リラックスする音楽を聴く		
友だちのために料理する		
お皿を洗う		
車を修理する		
課題を仕上げる		
教会や寺院に行く		
ボードゲームをする		
外国語を習い始める		
パズルやクロスワードを完成させる		
クッキーを焼く		
自助会に行く		
庭仕事をする		
ペットと遊ぶ		
日光浴をする		
スポーツチームに参加する		
病気の人のお見舞いに行く		
博物館に行く		
誰かにプレゼントをあげる		
スポーツ観戦をする		
演芸場に行く		
マッサージを受ける		
地域の動物園に行く		
お祝いごとを計画する		
写真を撮りに出かける		
献血する		
友だちや家族に電話する		
白昼夢に浸る		
貯金の目標を見直す		
家の周りのこまごまとしたことをやる		
新しいレストランに行く		

楽しむ活動	この活動を楽しむ✓	開始予定日
早起きする		
地元の動物シェルターのボランティアに行く		
日記をつける		
泳ぎに行く		
新聞や漫画を読む		
近所を散歩する		
愛する人と一緒にいる		
子どもとキャッチボールをする		
裸足で歩く		
新しい計画を始める		
外に座って人間観察をする		
暖炉を眺める		
もう使わないものを売ったりチャリティに出す		
手紙を書く		
ウィンドウショッピングをする		
植木の世話をする		
夜中に出かけて星を見る		
3人の人に挨拶する		
ガレージセールに行く		

　よくできました！　自分の生活で楽しめることを計画するのだということを忘れないでください。あなたの楽しみはあなたに任されています！

　ライアンは「楽しむ活動リスト」を見て微笑みました。彼はたくさんのものにチェックをつけました。とくに博物館に行くことにワクワクしました。彼はアフリカの芸術に魅了され、もっと学びたいと思っていたからです。ある友人は地元の博物館で行われるアフリカの芸術と文化の展示について教えてくれました。ライアンはこのチャンスに飛びつき、友人に一緒に行ってくれるよう頼みました。さらによいことに、その博物館は火曜日が入場無料でした。ライアンは楽しむ活

214 **Part.3** 前進する

動を終え、幸せを感じました。彼は自分自身に、「父はこの先の自分の情熱を誇りに思ってくれるだろう」と語りました。彼は再び「楽しむ活動リスト」に戻り、来週できることを探しました。ライアンは回復を進めるためにいくつかのツールを利用できました。あなたは成功をサポートするために、どのツールを使いますか？

結論

　おめでとうございます。この章で扱ってきた、人生のなかで重要な五つの領域のうち、一つまたはいくつかを改善することができましたね。栄養の改善、睡眠の改善、運動の増加、仕事を楽しむこと、楽しむ活動を増やすこと、これらは回復に成功し続けるためのカギです。あなたが達成した成果を認めましょう。このワークブックで学習し実践したマインドフルネススキルが、継続的な成功をサポートしていることを忘れないでください。あなたがここで決めたことは、回復を進め、将来の幸福感を増やすのに役立ちます。いくつかのうまくいったトピックを選んで、次のレベルに引き上げましょう。もしくは、まだあなたの課題になっているトピックを選んで、そこにリストされている本の一つを選び、新たな観点からそのトピックに挑戦してみてください。あなたは目標や夢を達成する途上にいるのです！

ゴメス一家の場合

　　トニーとカルメンは、この章にたどり着くまでに長い旅をしてきた。彼らは強固なマインドフルネススキル、喪失への気づき、依存行動への理解をそれぞれ進めてきた。彼らは思考、感情、そして行動の関連性を理解している。この理解によって、彼らは自分の思考をマインドフルにし、感情を受け入れ、行動に気づき始める。彼らは自分の価値観に基づいて生きることに集中する。トニーとカルメンは、これらのスキルを、彼らの重要な結びつきを癒し、強化するという困難な作業の基礎として使う。彼らの次のステップは、回復における幸福感を高めてくれる新しく健全なライフスタイルを維持することにより、この基礎をさらに発展させることだ。

　　カルメンは食事日記をつけ始め、食べ物によって気分や活力のレベル

が大いに変わることに気づく。カルメンは、栄養により注目することに加え、ヨガの実践にさらに熱中することで、長年感じていたよりも健康だと感じる。この健全さの感覚によって、彼女はストレス要因に対処しやすくなる。カルメンの足もとは、彼女が悲嘆や依存行動からの回復の道を歩むにつれて、より強固になる。

トニーは運動に注目することに決める。彼は運動日記を使って、週２回のウェイトトレーニングや週３回の朝のジョギングなど、自分が作り出した変化を記録する。彼はヨガやピラティスにはあまりわくわくしないが、数回レッスンを受けてみることにする。彼はそうした活動を続けることが心をクリアにするのに役立っていることに気づく。ストレスは去り気分はよくなる。トニーは体重が減り、筋肉が張ってきていることにも気づく──心理的な面で利益を得ようと努力してきた彼にとって嬉しい余得だ。

カルメンとトニーは、寝る前の落ち着くための習慣を一緒に作ることにする。彼らは体内時計をセットするため、できる限り毎日同じ時間に寝て起きようとする。そのために、夜間に時間をチェックしないよう目覚まし時計をベッドと反対側に向ける。トニーはしばしば寝つけず、寝酒を飲んでいた。今トニーは、この本で提案されているテクニックを使うことで、就寝前にとても寛いでいると感じている。カルメンは依存の渦中にいた頃、インターネットで買うものを探して朝までずっと起きていた。今彼女は健全な睡眠習慣を作り、これまで以上に気分がよくなっている。

トニーとカルメンは、春に間に合うようにワークブックを終わらせる。カルメンは、靴に似合うイースター（復活祭）用の新しいドレスをティナに買ってあげるために、十分なお金を貯めている。輝く愛しい娘を見た時、カルメンの心は躍り、近頃どんなに幸せかを感じる。ティナのスクールカウンセラーでさえ、ティナがどんなに見違えたかトニーとカルメンに電話で教えてくれる。トニーとカルメンは、電話を切った後しばらく抱き合う。彼らは、家族が経験してきた心の痛みが混ざった、溢れんばかりの感謝、誇り、そして安心を感じる。

イースターで、ゴメス一家は希望の言葉を聞く。それは再生の日、新しい始まりの日だ。トニーは片方の腕を娘に、もう一方の腕を妻に置く。彼は今日、彼らがエージェーに会いたいと思い、喪失を感じていることを知っている。彼らは逃げない。彼らは喪失とともに歩き、心のなかの

エージェーに愛をこめる。その後、夕食前に、彼らは古い家族写真を見るだろう。彼らはエージェーを思い出し、彼と共有した素晴らしい時間を思い出す。トニーはこのことで酒を飲んだりしない。カルメンもオンラインで買い物をしない。彼らはこの日をともに生き、その日がもつあらゆる感情に向き合い、オープンでいる。依存は、彼らの人生や娘から、それらの感情を盗み去ることはないだろう。

　それは長い旅だった。トニーとカルメンが、この先も続けていく回復の旅。しかし、何にせよ、彼らはもう知っている、それはうまくいくだろうと。トニーとカルメンは生き返りつつあるのだ。

参考文献

References

Alcoholics Anonymous (AA) World Services. 2002. *Alcoholics Anonymous: The Big Book. 4th ed.* Center City, MN.

Alexander, R.A. 2008. *Wise Mind, Open Mind: Finding Purpose and Meaning in Times of Crisis, Loss and Change.* Oakland, CA: New Harbinger Publications.

American Holistic Health Association (ahha. org). 2003. *Wellness from Within: The First Step.* Anaheim, CA: AHHA. Retrieved January 10, 2012, from ahha.org/ahhastep. htm.

Beck, A.T. 1976. *Cognitive Therapy and the Emotional Disorders.* New York: International Universities Press. (大野裕訳『認知療法―精神療法の新しい発展』岩崎学術出版社、1990 年)

Brach, T. 2003. *Radical Acceptance: Embracing Your Life with the Heart of a Buddha.* New York: Bantam Books.

Colgin, L.L., Denninger, T., Fyhn, M., Hafting, T., Bonnevie, T., Jensen, O., Moser, M.B., Moser, E.I. 2009. "Frequency of Gamma Oscillations Routes Flow of Information in the Hippocampus." *Nature* 462: 353-57.

Dalai Lama. 2009. *The Dalai Lama's Little Book of Inner Peace.* Newburyport, MA: Hampton Roads.

Harvard Medical School Division of Sleep

Medhicine. 2009. Sleep and Health Education Program. Retrieved January 11, 2012, from www.understandingsleep.org.

Hayes, S.C. 2005. *Get Out of Your Mind and Into Your Life: The New Acceptance and Commitment Therapy*. With S. Smith. Oakland, CA: New Harbinger Publications.

Johnson, S. 2008. *Hold Me Tight : Seven Conversations for a Lifetime of Love*. New York: Little, Brown and Company.（白根伊登恵訳、岩壁茂監修『私をギュッと抱きしめて―愛を取り戻す七つの会話』金剛出版、2014年）

Jung, C.G. 2006. *The Undiscovered Self*. New York: Signet.

Kabat-Zinn, J. 2005. *Wherever You Go, There You Are: Mindfulness Meditation in Everyday Life*. New York: Hyperion Books.（田中麻里監訳、松丸さとみ訳『マインドフルネスを始めたいあなたへ』星和書店、2012年）

Linehan, M.M. 1993. *Skills Training Manual for Treating Borderline Personality Disorder. 1st ed*. New York: The Guilford Press.（小野和哉監訳『弁証法的行動療法実践マニュアル―境界性パーソナリティ障害への新しいアプローチ』金剛出版、2007年）

McKay, M., Wood, J.C., Brantley, J. 2007. *The Dialectical Behavior Therapy Skills Workbook: Practical DBT Exercises for Learning Mindfulness, Interpersonal Effectiveness, Emotion Regulation, and Distress Tolerance*. Oakland, CA: New Harbinger Publications.（遊佐安一郎、荒井まゆみ訳『弁証法的行動療法実践トレーニングブック』星和書店、2011年）

Prochaska, J.O. 2009. "Enhancing Motivation to Change." In *Principles of Addiction Medicine. 4th ed*., edited by Ries, R.K., Fiellin, D.A., Miller, S.C., Saitz, R. pp.745-56. Philadelphia, PA: Lippincott, Williams, and Wilkins.

Puzo, M., Coppola, F.F. 1972. *The Godfather*. Film. Directed by F.Ford Coppola. Hollywood: Paramount Pictures and Alfran Productions.

Rubin, B.J. 1990. *Ghost*. Film. Directed by J. Zucker. Hollywood: Paramount Pictures.

Thoele, S.P. 2008. *Mindful Woman: Gentle Practices for Restoring Calm, Finding Balance, and Opening Your Heart*. Oakland, CA: New Harbinger Publications, 2008.

Tolle, E. 2004. *The Power Of Now: A Guide to Spiritual Enlightenment. 1st paperback ed*. Novato, CA, and Vancouver, BC: New World Library and Namaste Publishing.（飯田史彦監修、あさりみちこ訳『さとりをひらくと人生はシンプルで楽になる』徳間書店、2002年）

●監訳者―――――

樋口　進（ひぐち・すすむ）

　独立行政法人国立病院機構久里浜医療センター院長、依存症対策全国共同センター長、WHO アルコール関連問題研究・研修協力センター長、慶應義塾大学医学部客員教授、藤田保健衛生大学医学部客員教授。

　1979 年東北大学医学部卒業。米国立衛生研究所留学。国立療養所久里浜病院臨床研究部長、独立行政法人国立病院機構久里浜アルコール症センター副院長などを経て現職。

　厚生労働省アルコール健康障害対策関係者会議会長、WHO 依存フォーラム共同議長（2017 年）、厚生労働省依存検討会座長（2013 年）、神奈川県アルコール健康障害対策推進協議会会長などを歴任。また、国際アルコール医学生物学会（ISBRA）前理事長（2018 年大会長）、日本アルコール関連問題学会理事長（2017 年大会長）、国際嗜癖医学会（ISAM）アジア太平洋地区代表（2014 年大会長）、国際行動嗜癖研究学会（ISSBA）理事（2019 年大会長）を務める。

●訳者―――――

久里浜医療センターマインドフルネスチーム

　岩原千絵（いわはら・ちえ）／精神科医師
　上野文彦（うえの・ふみひこ）／精神科医師
　北村大史（きたむら・だいし）／精神科医師
　美濃部るり子（みのべ・るりこ）／精神科医師
　山本哲也（やまもと・てつや）／精神科医師（医長）
　湯本洋介（ゆもと・ようすけ）／精神科医師
　三澤　剛（みさわ・たけし）／作業療法士
　前園真毅（まえぞの・まさき）／精神保健福祉士
　杉浦久美子（すぎうら・くみこ）／臨床心理士
　東 6 病棟スタッフ有志

ホームページ：http://www.kurihama-med.jp/branch/mindfulness/index.html

●著者

レベッカ・ウィリアムズ（Rebecca E. Williams）

臨床心理士（clinical psychologist）。専門は精神疾患と依存からの回復支援。ハーバード大学で修士号、カリフォルニア大学で博士号取得。現在、サンディエゴ退役軍人保健機構 健康・就業支援クリニック（Veterans Affairs San Diego Healthcare System's Wellness and Vocational Enrichment Clinic）部長（director）、カリフォルニア大学臨床准教授（精神医学）。共著書に *Couple Therapy for Alcoholism*（Guilford Press, 1996）がある。

ジュリー・クラフト（Julie S. Kraft）

サンディエゴ大学にて修士号（夫婦・家族療法）取得。サンディエゴ退役軍人保健機構にて退役軍人やその家族のカウンセリングを行うほか、地域における臨床にも従事。またシャープ・ヘルスケアでは依存とメンタルヘルスの問題に苦しむクライエントの治療に当たっている。

依存から抜け出すための
マインドフルネスワークブック

2018年9月5日　第1版第1刷発行

著　者——レベッカ・ウィリアムズ
　　　　　ジュリー・クラフト
監訳者——樋口　進
訳　者——久里浜医療センターマインドフルネスチーム
発行者——串崎　浩
発行所——株式会社　日本評論社
　　　　　〒170-8474　東京都豊島区南大塚3-12-4
　　　　　電話 03-3987-8621(販売) -8598(編集)　振替 00100-3-16
印刷所——港北出版印刷株式会社
製本所——井上製本所
装　幀——図工ファイブ

検印省略　© 2018 Higuchi, S.
ISBN978-4-535-98464-6　Printed in Japan

JCOPY 〈(社)出版者著作権管理機構 委託出版物〉

本書の無断複写は著作権法上での例外を除き禁じられています。複写される場合は，そのつど事前に，(社)出版者著作権管理機構（電話 03-3513-6969，FAX 03-3513-6979，e-mail: info@jcopy.or.jp）の許諾を得てください。また，本書を代行業者等の第三者に依頼してスキャニング等の行為によりデジタル化することは，個人の家庭内の利用であっても，一切認められておりません。